周産期・新生児
ステロイドを使いこなそう！

河井 昌彦 著
京都大学医学部附属病院 病院教授

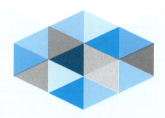

金芳堂

序　文

　内分泌機能は周産期医療において極めて重要な役割を担っている．内分泌機能，すなわちホルモンの中で最も重要なものは何かと問われれば，やはり，副腎皮質ホルモンであろう．

　私は新生児科医として日々診療に当たっているが，最も重要視している事の一つが，副腎皮質ホルモン薬（＝ステロイド薬）の使い方である．ステロイド薬をうまく使いこなすことが，児の救命・予後に直結する．一方，ステロイド薬の使用は短期的な合併症のみならず，長期にわたる発達障害の原因となるかもしれない．ステロイドの事をもっと深く理解したい…

　私は，そんな思いで，新生児内分泌に取り組んできた．本書は，これまでに私が得た情報を整理した集大成である．

　新生児の副腎機能を理解するには，出生後のみならず，胎児期の副腎機能の理解が欠かせない．このため，本書のカバーする領域は出生後のみならず，胎児期にもさかのぼる．すなわち，新生児科医のみならず，産科医をはじめ，周産期に関わる全ての方々に役立つ情報を書き込んだつもりである．

　ご一読いただき，ご意見を賜れれば幸いです．

平成 30 年 3 月

京都大学医学部附属病院小児科（NICU）

河井昌彦

目次

序章 副腎皮質ホルモン　　1
1. 副腎皮質ホルモンとは？……………………………………… 1
2. 副腎皮質ホルモン産生の調節機構……………………………… 4

1章 ストレスホルモンとしてのコルチゾール　　9
1. ストレス時になぜコルチゾールが必要なのか？……………… 9
2. MR:GR バランス仮説…………………………………………… 16

2章 胎児〜早産児のステロイド産生　　18
1. 胎児期の副腎皮質ホルモン産生の発達過程…………………… 18
2. 先天性副腎過形成症（21 ヒドロキシラーゼ欠損症）………… 22
3. 胎児期の HPA axis の発達過程………………………………… 25
4. 早産児のコルチゾール産生能…………………………………… 28
5. 早産児の生後早期の血中コルチゾール濃度が高いことの意義は？……… 31
6. 早産児の発達障害とニューロステロイド（neurosteroid）の関わり……… 35

3章 胎児副腎の発達　　38
1. 胎児副腎の解剖学的発達………………………………………… 38
2. 副腎皮質発生の遺伝子制御……………………………………… 40
3. 胎児副腎の発達における ACTH の働き……………………… 41
4. 生殖内分泌系の胎児期の発達…………………………………… 42
5. 副腎と性腺の発生の関わり……………………………………… 45

4章 出生前ステロイド　　46
1. 出生前後のステロイドの役割…………………………………… 46
2. 出生前ステロイドと児の HPA axis…………………………… 49
3. 出生前ステロイドがストレス応答に及ぼす影響……………… 53

目次

5章 ステロイド療法〜その功罪〜　55
1. コルチゾールの働きとステロイド療法の功罪……………………………… 55
2. 早産児に対するステロイド投与は脳性麻痺のリスクを高める …………… 62
3. 本当にステロイド療法は発達予後を悪化させるのか？……………………… 63

6章 ステロイド療法におけるピットホール　67
1. ステロイド薬の種類と特徴 ……………………………………………………… 67
2. ハイドロコーチゾンかデキサメタゾンか？その選択の決め手は？……… 70
3. HDC 生理的補充量とは？ ……………………………………………………… 72
4. HDC 投与後の血中濃度 ………………………………………………………… 74
5. 疾患別ステロイド投与量の比較 ………………………………………………… 75
6. ショックに対するステロイド療法 ……………………………………………… 77
7. ハイドロコーチゾン（HDC）静脈内投与を経口投与に切り替える際の注意 …………………………………………………………………………… 79
8. ステロイドの代謝における他剤との相互作用 ………………………………… 80
9. コルチゾールの代謝に及ぼすホルモンの影響 ………………………………… 83
10. コルチゾールの代謝に影響を与える因子 …………………………………… 85
11. ステロイド療法による HPA axis の抑制 …………………………………… 87
12. ステロイドの昇圧作用・カテコラミン増強作用 …………………………… 89
13. 吸入ステロイド ………………………………………………………………… 92
14. HPA axis の評価方法とその解釈 …………………………………………… 95

7章 コルチゾールの日内変動　98
1. コルチゾールの日内リズム ……………………………………………………… 98

8章 妊娠中の母体ストレス　101
1. 母体のストレスが児に及ぼす影響 ……………………………………………… 101
2. ワーズワースとステロイド・プライミング仮説 ……………………………… 105

9章 相対的副腎不全　107
1. 副腎不全の臨床症状・検査所見 ………………………………………………… 107

2. 成人における相対的副腎不全 ……………………………………………… 109
3. 相対的副腎不全による病態（晩期循環不全）……………………………… 111
4. 相対的副腎不全による病態（慢性肺疾患）………………………………… 116
5. 相対的副腎不全の診断 ……………………………………………………… 119
6. 早産児の相対的副腎不全の診断基準 ……………………………………… 121

10章 痛みの評価　　123

1. 唾液コルチゾールの意義 …………………………………………………… 123
2. 痛みの評価 …………………………………………………………………… 126
3. NICUにおける処置のストレス …………………………………………… 129

11章 出生後のHPA axis　　133

1. 出生後の血中コルチゾール濃度の変遷（正期産児の場合）……………… 133
2. 出生後の血中コルチゾール濃度の変遷（早産児の場合）………………… 135
3. HPA axisとメタボリックシンドローム …………………………………… 137

12章 FGR（胎児発育遅延）児の副腎機能　　140

1. 子宮内発育遅延と副腎皮質機能の関わり ………………………………… 140

13章 新生児期に副腎不全を呈する疾患　　146

1. 新生児期の下垂体機能低下症の診断 ……………………………………… 146
2. Sept-Optic Dysplasia（中隔視神経形成異常症）………………………… 148
3. 先天性副腎過形成症（CAH）……………………………………………… 150
4. 先天性副腎低形成症 ………………………………………………………… 158
5. MIRAGE症候群 …………………………………………………………… 160

14章 アルドステロン　　161

1. 新生児におけるアルドステロン抵抗性について ………………………… 161
2. 胎児期のレニン・アンギオテンシン・アルドステロン（RAA）系の意義
　………………………………………………………………………………… 163
3. 進化の過程におけるアルドステロンの重要性 …………………………… 165

目 次

15章 グルココルチコイド受容体　　166

1. グルココルチコイド受容体の遺伝子多型 ………………………………… 166
2. グルココルチコイド受容体α・β ……………………………………………… 168

16章 副腎髄質　　169

17章 早産児に対するステロイド療法（実践編）　　171

索　引　　175

Column

Column 1	ステロイドとは？	3
Column 2	胎盤	8
Column 3	PTSDと副腎不全	15
Column 4	デキサメタゾン使用中のMR:GRバランス	17
Column 5	DHEAとは何か？	21
Column 6	DHEASとDHEA	21
Column 7	CAHに対する胎児治療	24
Column 8	胎児副腎のコルチゾール・DHEA産生の切り替え	27
Column 9	早産児でマス・スクリーニングの副腎過形成偽陽性が多い理由	30
Column 10	高コルチゾール血症がもたらす胎児の成長障害・臓器障害について	34
Column 11	脳がステロイドを作る！	36
Column 12	GABA受容体を介する作用について	37
Column 13	胎児期に十分量の性ホルモンを産生できたにも関わらず，乳児期以降，思春期まで性ホルモンの産生が抑制されるのはなぜ？	44
Column 14	動脈管の再開通と副腎不全の関わり	48
Column 15	Antenatal steroid反復の功罪	52
Column 16	ストレス下における好酸球増多は副腎不全を疑う重要なサインの1つである！	55
Column 17	ステロイドによる免疫抑制	56
Column 18	低血糖に対するステロイド投与	56
Column 19	晩期循環不全におけるステロイドの作用点	57
Column 20	ステロイド薬による尿中Ca排泄促進について	58
Column 21	ステロイドによる副甲状腺ホルモン分泌促進の機序	59
Column 22	ステロイドの構造と活性の関係	69
Column 23	CLD児の予後とデキサメタゾン投与	71
Column 24	重症慢性肺疾患のリスクの高い児に対する鎮静・抗痙攣薬	81

目 次

Column 25	CYP（チトクローム酵素 P450：Cytochrome P450）	82
Column 26	薬物代謝酵素活性による個別化医療	82
Column 27	新生児の薬物動態の特徴	86
Column 28	吸入ステロイドの効果について	94
Column 29	コルチゾール値の単位	95
Column 30	動物におけるストレス実験と NICU	103
Column 31	DNA のメチル化	106
Column 32	副腎不全（グルココルチコイド不足）に対するハイドロコーチゾンの補充量（維持量）	108
Column 33	HDC による CLD 予防	118
Column 34	クッシング症候群の診断と唾液コルチゾール	124
Column 35	唾液で測定できるコルチゾール以外のストレスマーカー	125
Column 36	早産児の脳は痛みを感知しているのか？	132
Column 37	胎児期の高コルチゾール血症が 2 型糖尿病のリスクを高める機序	139
Column 38	先天性副腎過形成症（CAH）の治療のガイドライン（2014 年度版）に記載されているハイドロコーチゾン投与量	155
Column 39	副腎過形成で皮膚が黒い（＝色素沈着を受ける）機序	156
Column 40	先天性副腎過形成症（CAH）のマス・スクリーニング偽陽性	157
Column 41	RAA 系の活性化と心血管系疾患	162
Column 42	アドレナリンか？エピネフリンか？	170

副腎皮質ホルモン

 副腎皮質ホルモンとは？

　副腎皮質で産生・分泌されるホルモンには，①グルココルチコイド（糖質コルチコイド）・②ミネラルコルチコイド（電解質コルチコイド）・③副腎アンドロゲンの3種類がある．

　その中でも，グルココルチコイドが本書の主たるターゲットである．一方，本書ではあまり扱わないが，ミネラルコルチコイドの代表はアルドステロンで，腎尿細管におけるナトリウムの保持・カリウムの排泄などに重要な働きをしている．その上，ミネラルコルチコイドは，近年このような電解質に対する作用にとどまらず，多様な働きを持つことが注目されており，Hot なホルモンの1つである．最後の副腎アンドロゲンに関しては，胎児期〜新生児期にどのような影響を与えるのか未だ明らかになっていない．神秘に満ちたホルモンと言えるかもしれない．

　早速，グルココルチコイドに話を進めよう．一般に副腎皮質ホルモンと言えば「グルココルチコイド（糖質コルチコイド）」を連想するのが一般的である．もっと言えば，ステロイドといえばグルココルチコイドを連想することが少なくない．そんなグルココルチコイドだが，その作用は多岐に渡っており，主たる作用は以下のようなものである．

　＊蛋白・炭水化物・脂質・核酸の代謝を調節する．
　＊循環している血管収縮物質に対する血管の反応性を維持し，急性炎症の際の血管透過性の亢進に抵抗する．
　＊細胞内への水分の移行を減少させること，および free water の排泄を促進することによって，細胞外液を調節する．

序章　副腎皮質ホルモン

＊炎症反応を抑制する．
＊中枢神経系の処理および行動を調節する．

すなわち，糖質コルチコイドの名の由来である糖質代謝の調節作用は言うまでもなく，抗炎症作用・循環・電解質調節への作用，記憶・感情といった中枢神経作用に至るまで幅広く，重要な役割を担っている．

さて，このグルココルチコイド…薬にも毒にもなる両刃の剣であり，周産期医療に欠かせないものである．グルココルチコイドをうまく使いこなすことが，NICUの成績を向上させる秘訣とも言える．グルココルチコイドを制する者が，周産期の臨床を制する…のである．

とは言っても，このグルココルチコイド，その働きが多岐に渡り，一筋縄ではいかない．筆者はこれまで，新生児内分泌を志し，グルココルチコイドの理解に努めてきたが，わかったと思ったら，また謎にぶち当たるといったことの繰り返しである．もちろん，まだ決してグルココルチコイドを制する境地には達していない．しかし，これまでの思考の歩みは，皆さんのお役に立てることも多いと思う．

本書は，周産期におけるグルココルチコイドの関わりを様々な角度から眺めた概観図でもある．ぜひ，ステロイドの世界にどっぷりと浸かっていただければと思う．

Column 1　ステロイドとは？

　ステロイドを化学的に定義すると，ペルヒドロシクロペンタノフェナントレン環系化合物，またはこれと密接な関係を持つ化合物の総称ということになる．と言われてもピンとこないが，ステロイド核（シクロペンタノ-ペルヒドロフェナントレン核）と呼ばれる，3つのイス型六員環と1つの五員環がつながった基本骨格を持つ物質を指す．

基本骨格の一部あるいはすべての炭素が水素化されている．

　動植物界に広く分布しており，細胞膜の構成成分となるコレステロールのほか，プロビタミンDやホルモンなどの生理活性作用のあるものが多く知られる．すなわち，本来ステロイドホルモンと言えばグルココルチコイドに限るわけではない．性ホルモン（テストステロン，エストロゲン，プロゲステロンなど）・アルドステロンなどもステロイドホルモンである．

副腎皮質ホルモン産生の調節機構

　副腎皮質束状層におけるグルココルチコイドの産生は主として，下垂体前葉から分泌されるACTH（adrenocorticotropic hormone）によって調節されている．下垂体からのACTH分泌を促進する因子には，視床下部から分泌されるCRH（corticotropin releasing hormone）・下垂体後葉から分泌されるバゾプレシン（AVP; arginine vasopressin）などがある．一方，ACTH分泌を抑制する因子として最も重要なのがグルココルチコイドによるnegative feedbackである．

　これらの調節機構は，視床下部・下垂体・副腎皮質系（hypothalamic-pituitary-adrenal axis; HPA axis）と称される．このような調節機構に，日内変動・ストレス反応・年齢などの要素が加わっている．

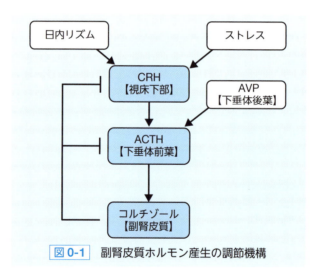

図 0-1　副腎皮質ホルモン産生の調節機構

　コルチゾールの分泌を促進する機序のうち，最も重要なものがストレスに応じて分泌促進されるACTHであり，ACTHが副腎皮質におけるコルチゾールの産生・分泌を促進する．ACTHの分泌は律動的だが，コルチゾール同様，早朝にピークを持つ日内変動も示している．

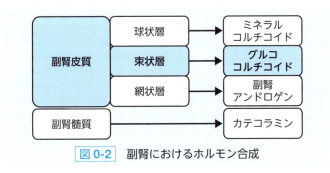

図 0-2　副腎におけるホルモン合成

　なお，ACTHの血中半減期は5〜10分程度と短く，ワンポイントでのACTHの評価は難しい．ワンポイントのACTHは，どのようなストレスレベルの時に採取されたかが重要な上，少しのタイミングのずれで思いもよらない値をとりうるのである．先ほど，ACTHはAVPによっても促進されると書いたが，生理的にはその影響はさほど大きくないと考えられる．その理由は，AVP分泌不全（＝尿崩症）の患者が皆，副腎不全に陥るわけではないからである．

　一方，ACTHは副腎性アンドロゲンの合成も促進する．この事実は，先天性副腎過形成の女児において外性器の男性化がみられることや，コントロール不良な先天性副腎過形成で，副腎アンドロゲンが過剰産生されることからも明らかである．おそらく，副腎性アンドロゲン分泌を促進するACTH以外の特異的な因子もあると想定されているが，その因子は未だ同定されていない．

　なお，電解質コルチコイドであるアルドステロンの合成はレニン・アンギオテンシン系で調節されており，ACTHの関与は少ない．レニンは腎の傍糸球体装置から分泌され，アンギオテンシンⅠの合成を促進し，合成されたアンギオテンシンⅠはアンギオテンシン変換酵素（ACE）により，アンギオテンシンⅡに変換される．アンギオテンシンⅡは強い血管収縮作用を有するとともに，副腎でのアルドステロン合成を促進する（p.164参照）．

　以上が一般的なグルココルチコイドの主たる調節系だが，胎児期にはこのような視床下部・下垂体・副腎皮質系（HPA axis）以外の調節因子の存在

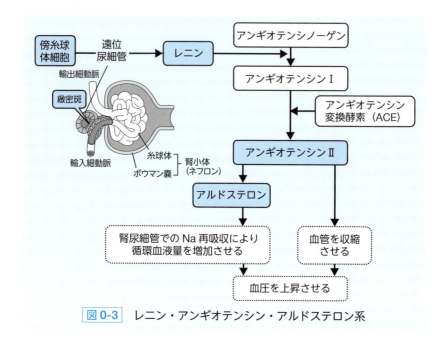

図 0-3 レニン・アンギオテンシン・アルドステロン系

も重要である．とりわけ，Basic fibroblast growth factor（bFGF），Epidermal growth factor（FGF），IGF-1，IGF-2，Activin/Inhibin などの成長因子，Steroidogenic factor-1（*SF-1*），*DAX-1* などの各受容体・転写因子が重要であり，また胎盤因子の重要性は忘れてはならない．以下，グルココルチコイド産生における胎盤の関わりに関して概説する．

1. グルココルチコイド産生と胎盤

グルココルチコイド産生に関わる胎盤因子で重要なものは，胎盤の産生する胎盤性 CRH および胎盤のステロイド代謝である．

● 胎盤性 CRH

妊娠中期以降，胎盤の成熟とともに胎盤は CRH を分泌するようになる．胎盤由来の CRH は胎児の ACTH 産生を促し，副腎皮質におけるステロイド産生を促進する．胎児が産生する主たる副腎ステロイドはコルチゾールでは

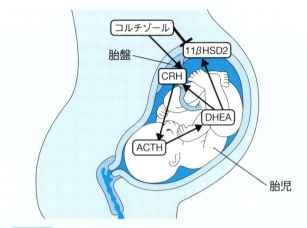

図 0-4　妊娠中期以降の胎児のグルココルチコイド産生機構

なく，DHEA である．DHEA は胎盤の CRH 産生ならびに（後述する）胎盤の 11β ヒドロキシステロイドデヒドロゲナーゼ 2（11βHSD2）活性を促進する．また，母体は妊娠中期以降，高コルチゾール状態となるが，母体の高コルチゾール血症は胎盤の CRH 産生を高める．このように，胎児の産生する DHEA・母体の高コルチゾール血症が positive feedback 作用で，胎盤性 CRH 分泌を促進することによって，胎児副腎は成長していくのである．

　早産児は副腎皮質が発達途上の段階で，コルチゾール産生の促進因子として重要な役割を担う胎盤から切り離されてしまうため，コルチゾール産生能が乏しいと考えられている．

● 胎盤のステロイド代謝

　妊娠中期以降，胎盤の 11βHSD2 活性が強くなり，母体のコルチゾールは胎盤で不活化されるため胎児は母体のコルチゾールの影響を受けにくくなる．このことが胎児の HPA axis を成長させるうえで重要と考えられている．

　逆に言うと，妊娠初期は母体のコルチゾールが胎盤による不活化を受けずに胎児へと移行してしまうため，この時期，胎児副腎は未だ機能しないのだという考えがある（ただし，この考えは必ずしも正しくないと思われるが，そのことは後述する）．

いずれにせよ，胎児副腎を成長させる最も重要な因子の1つが胎盤であることは疑いがない．このため，胎盤が切り離されるとともに（＝出生するとともに）胎児副腎が退縮していくのは宿命と言える．つまり，胎児期・出生・新生児期という激動の時期の中心にあるのが副腎皮質なのである．

 胎　盤

胎盤が産生するホルモン

胎盤には種々の重要な働きがあるが，その1つにホルモン産生作用がある．胎盤が産生する主なホルモンは，ヒト絨毛性ゴナドトロピン（hCG），ヒト胎盤性ラクトゲン（hPL），プロゲステロン，エストロゲンなどである．

ヒト絨毛性ゴナドトロピン（hCG）

hCGは受胎直後から分泌される重要なホルモンである．妊娠初期は卵巣黄体の維持に極めて重要で，加えてプロゲステロンの分泌を可能にする．妊娠初期のhCGの分泌増加は妊娠診断薬のターゲットとしても有名である．一方，胎児にとっても重要なホルモンで，器官形成期のhCGは男児の精巣からのテストステロンの産生を促し，これが男児の内外性器の成長・Gender Identityの確立に影響している．

ヒト胎盤性ラクトゲン（hPL）

hPLはヒト成長ホルモン（hGH）に似た構造で，遺伝子もhGH同様17番染色体のq22-24に存在する．hPLは胎盤の合胞体栄養膜から分泌され，母体の代謝機能を調節することによって，胎児への栄養の供給を促進する．具体的に言うと，hPLは抗インスリン作用を有し，この作用によって，母体の血糖値を上げ，脂肪細胞からの脂肪酸の放出を促進する．こうして，母体血中に増加したグルコース・脂肪酸などの栄養素が胎児へと供給されることとなる．

1章

ストレスホルモンとしてのコルチゾール

ストレス時になぜコルチゾールが必要なのか？

　ストレスを受けた際に，副腎皮質・下垂体・副腎皮質系（HPA axis）が活性化され，コルチゾールの分泌が亢進すること，これは生理学の基本であり，誰も疑うことはない．しかし，ストレス時にコルチゾールが分泌亢進する理由は明確にはなっていない．言い換えれば，ストレスがかかった時になぜコルチゾールが必要かということはよく分かっていない．少なくとも，内分泌学の教科書には明確な答えは載っておらず，以下に記すような通常の内分泌学的な考え方だけでは説明は不十分である．

1．ストレス時に必要な生体反応とそれに及ぼすコルチゾールの意義

　ストレスに対する応答に関しては，交感神経系・副交感神経系の切り替えが最も有名であり，コルチゾールの分泌動態およびその作用は交感神経系と類似している．そこで，まず，ストレス時の交感神経系・副交感神経系の切り替えについて解説し，その後でコルチゾールの作用について述べる．

● 交感神経系と副交感神経系

　ストレスあるいは外的刺激が加わった時，生体はそれに対して対峙し，対処しなければならない．その方法にはいろいろあり，「闘争」か「逃避」かと言われるように，ストレスに向かって真っ向から戦いを挑むか？今回は負けるが勝ちと判断して，逃げるに徹するか？咄嗟の判断を下した後ただちに，行動に移ることが重要となる．そこで，戦うにせよ逃げるにせよ，重要なことはその行動を可能にする生体機能を亢進させることである．「闘争・逃避

を可能にするために必要な機能には以下のものがある．

▶骨格筋

　筋力を増強させることは，戦う上でも逃げる上でも必須である．そしてこれを可能にするのは，筋肉が利用できるエネルギーの増大であり，循環器系の促進・代謝機能の亢進である．

▶循環器系

　血圧上昇・心拍出量の増大によって，臓器血流を増やし，臓器の機能を発揮することが可能となる．

▶代謝機能

　細胞の機能（＝活動性）を高め維持するには，エネルギーを産生し，末梢臓器にこれらを送ることが重要である．すなわち，蓄積しているエネルギー源を利用できる形として末梢臓器に送る必要がある．具体的には，脂肪細胞における脂肪酸の産生，肝臓におけるグリコーゲン分解・糖新生によるグルコース産生，脂肪酸からのケトン体産生といった代謝作用（異化亢進）を指す．

これらの機能は全て，交感神経系の興奮による作用であり，ストレスを受けると交感神経系が賦活化されることは極めて理にかなったことと言える．

● コルチゾールの作用

　コルチゾールの作用は，その多くが交感神経系の作用と重なっている．ここでは，コルチゾールの作用について概説する．

▶循環器系

　コルチゾールは，①心筋収縮力を高める作用，②末梢血管の収縮力を高める作用の2つの働きで，血圧を上昇させる．これらの作用は，コルチゾールによる直接作用・カテコラミン感受性を高めることによる二次的な作用の2つの経路からなっている．

▶代謝作用

　コルチゾールは糖質コルチコイドという名称で呼ばれることも多いが，その事実が示すように代謝に及ぼす影響が大きいホルモンである．しかし，その一方で，コルチゾールは糖質のみではなく，脂質・蛋白質などにも作用するため，その作用は糖質に限定されるものではなく，糖質コ

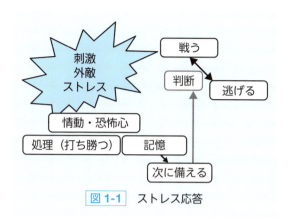

図 1-1　ストレス応答

ルチコイドという名は不適切である．糖質代謝・脂質代謝・アミノ酸代謝すなわち，糖質コルチコイドの代謝作用は3大栄養素のすべての代謝系に大きくかかわっている．コルチゾールの代謝作用の詳細は別項で述べるが，一言でいえば「異化作用」を促進する．すなわち，体内にある蓄積型エネルギーを分解して，すぐに使える形に変換させるホルモンである．

　ここに示したコルチゾール作用は交感神経系の作用と酷似している．おそらく，両者が相加的・相乗的に働くことによって，ストレスに抗する力を生み出すのであろう．

　しかしながら，これらの作用だけでは，ストレス時にコルチゾールの分泌が亢進する理由としては不十分ではないだろうか？「不十分」というのは，副腎機能に障害を持つ個体は強いストレスによって副腎不全に陥り，意識を消失しショック状態に陥ってしまうといった状況を説明するには，これらの作用だけでは説明しきれないのではないか，という意味である．

　そこで，ストレス時のコルチゾールを考える上で重要な，コルチゾールの中枢神経系に対する作用について考えてみる．

▶ステロイドのストレス処理作用（Oitzlら，2010）
　◇ストレスの初期におけるコルチゾールの役割
　　　コルチゾールは，①ミネラルコルチコイド受容体（MR）を介する

ミネラルコルチコイド作用，②グルココルチコイド受容体（GR）を介するグルココルチコイド作用の 2 つの作用を持つ．ミネラルコルチコイド作用は，アルドステロン（ミネラルコルチコイド）が主役で，コルチゾールの作用はこれに比べると大したことはないと思われるかもしれないが，実際は，コルチゾールはアルドステロンよりはるかに MR に対する結合能が強いのである．

余談になるが，ではなぜ腎尿細管などにおいて，ミネラルコルチコイド（＝アルドステロン）が重要な働きをするかというと，腎においては局所に存在する 11βHSD2 がコルチゾールを不活化するため，コルチゾールが働かずミネラルコルチコイドの重要性が維持されているからである．

さて，話を中枢神経系に戻す．中枢神経系にも 11βHSD2 が存在し，コルチゾールを不活化しているが，常に少量のコルチゾールは存在している．そして，この少量のコルチゾール（ストレスがかかる前の安定した状態，すなわち基礎レベルのコルチゾール）が，中枢神経系の MR と結合し作用することが，ストレスを受けた初期段階で特に重要だと考えられている．

ストレス初期に，脳神経はストレスによる大きなダメージを受ける

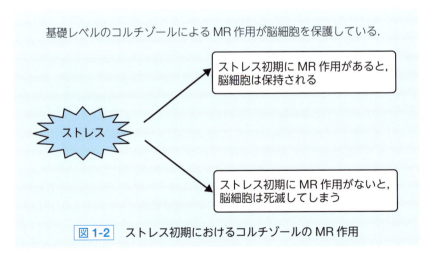

図 1-2　ストレス初期におけるコルチゾールの MR 作用

が，この時点では，まだ副腎皮質からストレスに抗するためのコルチゾールは分泌していない．ACTH負荷試験・CRH負荷試験などに対するコルチゾールの分泌応答の時間推移を見れば明らかなように，ストレスを受けてからコルチゾールの分泌亢進が起こるためには数分～30分程度の時間が必要である．そこで，衝撃的なストレスを受けた場合，神経細胞はコルチゾールのサージを待たずに，強いストレスに耐えなければならないが，この神経細胞の維持に必須なのが基礎レベルのコルチゾールによるMR作用だとされている．このことは，MRをノックアウトしたマウスでは，ストレス受傷時に脳神経細胞が死滅してしまうといった実験によって証明されている．

◇ストレス極期におけるコルチゾールの役割

強いストレスを受けた時，脳神経系の細胞は強い刺激を受ける．その結果，著しい細胞膜の脱分極が生じ，強い興奮状態が惹起される．これを収束させるために，コルチゾール・サージが重要な役割を担っている．コルチゾールは興奮状態にある神経細胞の代謝を定常状態に戻し，安定化させる働きを担っているため，これがないと（副腎不全状態であると）細胞は興奮を制御できなくなってしまうのである．

◇ストレス終息期におけるコルチゾールの役割

ストレスを処理する上で重要なことの1つに，ストレス情報を記憶し，次に同じようなストレスを受けた時にどう対処すべきか判断する働きがある．情動を喚起するような強いストレスを受けた時，これを記憶に刻むには，コルチゾール・カテコラミンといったストレスホルモンの働きが重要である．すなわち，これらのホルモンの作用を受けて初めて，ストレス情報は記憶として脳に刻まれ，これをもとに次の行動を判断するといった高次脳機能の働きが可能となるのである．

▶ステロイドの記憶促進作用

感情の喚起を引き起こすような経験を記憶に刻む際には，グルココルチコイド・カテコラミンが重要な役割を担っていると述べたが，具体的には以下の機序をとる．これらのストレスホルモンの働きによって，扁

桃体で記憶すべき情報が選択され，選別された情報は扁桃体から脳の各部位に伝達される．そして，海馬・前頭前野・尾状核などで情報が記憶されるのである．

▶ステロイドの記憶忘却作用

刻まれた記憶が長期の記憶として維持されていくためには，「忘れか

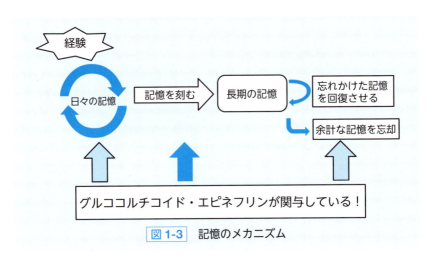

図1-3 記憶のメカニズム

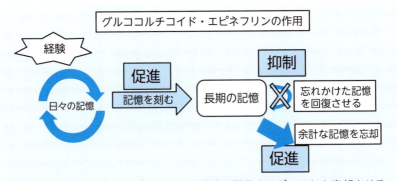

グルココルチコイド・エピネフリンは記憶を促進するが，それを忘却させる働きもある．

図1-4 ストレスホルモンと記憶（de Quervainら，2009）

けた記憶を回復させる働き」と「余計な記憶を忘却する働き」という，相反する2つの働きが必要である．なぜなら，長期の記憶として維持するには，忘れず記憶にとどめておくことが必要だが，いつまでも記憶した事柄を覚えていては新しい情報を記憶することはできないからである．ここでも，コルチゾールが重要な役割を担っている．すなわち，コルチゾールは「余計な記憶を忘却させる」働きを促進する作用があり，この作用を介して，長期の記憶維持にも貢献していると考えられている．

このように，ストレスを受けた際，ストレスに対抗する運動能力のみでなく，情緒・高次神経活動にとってもコルチゾールは重要な役割を担ったホルモンなのである．このため，ストレスがかかった際に十分量のコルチゾールが分泌されないと，脳神経系が破綻してしまい，意識障害・昏睡といった状態に陥ってしまうのだろう．

文献

1. Oitzl MS, et al. Brain development under stress: Hypotheses of glucocorticoid actions revisited. Neurosci Biobehav Rev 2010; 34: 853-866.
2. de Quervain DJ, et al. Glucocorticoids and the regulation of memory in health and disease. Front Neuroendocrinol 2009; 30: 358-370.

Column 3　PTSDと副腎不全

　PTSD（Post Traumatic Stress Disorder：心的外傷後ストレス障害）とは，強い精神的ストレスが心のダメージとなって，いつまでたっても，その経験が忘れられず，強い恐怖を持ち続ける病態である．コルチゾールは，これらの記憶を忘れさせる働きを有するため，副腎不全がPTSDの病態形成に関与しているのでは？という考えがある．

MR:GR バランス仮説

　ストレス処理において，グルココルチコイド受容体（GR）とミネラルコルチコイド受容体（MR）が共に重要な役割を果たしているということを書いたが，このようにGRとMRの両者が共同して働くことが重要であり，そのバランスが崩れると障害が生じるという説が，MR:GRバランス仮説である（Oitzlら，2010）．

　これまで述べてきたようにコルチゾールはGR，MRいずれの受容体にも結合能を持ち，その作用を発揮する．MR作用に関しては，局所の11β HSD2活性などが調節しているものと考えられる．ヒトの生体内でストレス時に放出されるのは，主としてコルチゾールなので，そのMR:GRバランスは生体の調節機構に委ねられるが，ここで問題となるのは，合成ステロイド使用時である．
　デキサメタゾン・ベタメタゾンといった合成ステロイドはMR作用を有さないことが特徴の1つだが，これらを使用すると，生体のHPA axisは強く抑制されるため，生体内でのコルチゾール産生は強く抑制されてしまう．すなわち，GR作用のみ強く，MR作用は著しく乏しい状態となってしまうと考えられる．デキサメタゾンなどの合成ステロイドの中枢神経に対する合併症のリスクはハイドロコーチゾンに比し強いと考えられているが，その機序の1つがMR:GRバランスの乱れによるものではないか？とも考えられる所以である．

文献

1. Oitzl MS, et al. Brain development under stress: Hypotheses of glucocorticoid actions revisited. Neurosci Biobehav Rev 2010; 34: 853-866.
2. Brinks V, et al. Differential MR/GR activation in mice results in emotional states beneficial or impairing for cognition. Neural Plast 2007; 2007: 90163.

2 MR:GR バランス仮説

Column 4　デキサメタゾン使用中の MR:GR バランス

　デキサメタゾンは強いグルココルチコイド作用を有するが，ミネラルコルチコイド作用はほぼゼロである．その上，副腎抑制作用が強いため，内因性のコルチゾール産生を強く抑制する．すなわち，デキサメタゾンは MR 作用を有さないだけでなく，本来備わっているべきコルチゾールによる MR 作用を著しく減少させる恐れがある．このため，デキサメタゾン投与によって，MR:GR バランスが大きく乱れるのではないかという危惧が生じるのである．

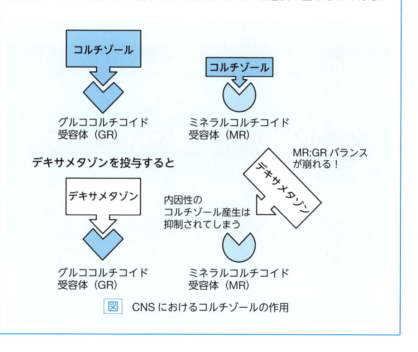

図　CNS におけるコルチゾールの作用

2章 胎児～早産児のステロイド産生

胎児期の副腎皮質ホルモン産生の発達過程

糖質コルチコイドは細胞分化を促進するが，細胞の増殖を抑制するホルモンである．この働きは，以下のような事例から臨床の場でもよく知られている．

1) 早産出生が予想される場合，母体に胎盤移行の良いベタメサゾンを投与（＝出生前ステロイド）し，胎児の肺の成熟を促す治療が広く行われている（Ligginsら，1972）．
2) 出生前ステロイド投与1クールでは効果が副作用を上回るが，2クール以上になると体重・頭囲の減少が著しく，副作用が利益を上回ってしまう（Crowtherら，2007）．ただし，副作用が利益を上回るという意見には反論もあり，まだ議論の余地がある．

以上のことから，コルチゾールは出生後の適応のため，細胞の機能分化が重要な妊娠後期には重要なホルモンであるが，ひたすら細胞数を増やすことが要求される妊娠中期にはあまり必要のないホルモンでもある．また，コルチゾールなど副腎皮質ホルモンはストレスホルモンであり，ストレス下にその必要量が増大する．胎児期は外界に比してはるかにストレスが乏しいため，胎児のコルチゾール必要量は出生後に比してかなり少ないことが予想される．

このような現象を考え合わせ，胎児期にはコルチゾールの必要量・産生量はともに低く，出生後急速に増える必要量を賄うため，胎児は出生に向けて準備をしているのだという考えがある．この考えに基づいた，胎児副腎皮質の機能の成熟過程について概説する（Watterberg，2004）．

1 胎児期の副腎皮質ホルモン産生の発達過程

● 胎児期初期

　胎盤機能は未熟であり，胎盤の 11βHSD2 活性も低いため，母体のコルチゾールは胎盤で不活化されることなく，胎児へと移行する．このころ，胎児のコルチゾール産生系は未熟なため，胎児は母体のコルチゾールに依存している．

● 胎児期中期

　胎盤機能が充実する時期であり，胎盤の 11βHSD2 活性も上昇し，胎盤はコルチゾールの機能的バリヤーとなる．胎盤機能の成熟と共に母体コルチゾールが不活化され，胎児の CRH，ACTH，DHEA 産生が刺激される．同時に，胎盤からの CRH 産生も増加し，胎児の ACTH，DHEA 産生を促進，加えて，胎児の産生する DHEA は胎盤の CRH 産生を促進する．すなわち，胎児は母体のコルチゾールの影響を脱し，胎児の HPA axis が発達を遂げ，胎児のコルチゾール産生が本格的に始まる（図 2-1）．

　しかし，この時期はまだ 3βHSD 活性が乏しいため，胎児はコレステロールからコルチゾールを産生することはできない．そこで，胎盤で産生されたプロゲステロンを利用して，3βHSD を介さずにコルチゾールを産生していると考えられている（図 2-2）．

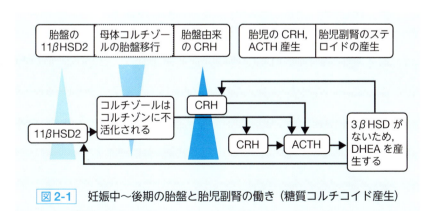

図 2-1　妊娠中〜後期の胎盤と胎児副腎の働き（糖質コルチコイド産生）

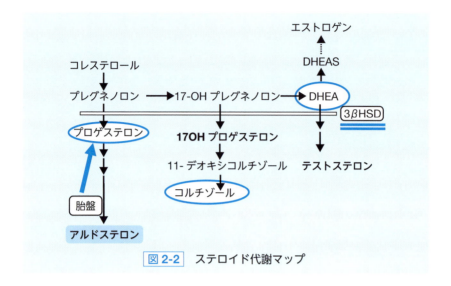

図 2-2 ステロイド代謝マップ

● 胎児期後期

　在胎30週を超えるころから，ようやく胎児の3βHSD活性も上昇し，胎児は胎盤に頼ることなく，初めて自力で，コレステロールからコルチゾールを合成できるようになる．

　このような考えをもとに，妊娠初期～中期には胎児はコルチゾールの産生がほとんどできず，妊娠後期になって初めてコルチゾールを産生できるようになるとの考えがある．しかし，実際はこのコルチゾール産生の発達過程では説明し得ない重要な事象が存在している．

　そのような事象に関する報告を紹介する．

▲文献

1. Liggins GC, et al. A controlled trial of antepartum glucocorticoid treatment for prevention of the respiratory distress syndrome in premature infant. Pediatrics 1972; 50: 515-525.
2. Crowther CA, et al. Outcomes at 2 years of age after repeat doses of antenatal corticosteroids. N Engl J Med 2007; 357: 1179-1189.
3. Watterberg KL. Adrenocortical function and dysfunction in the fetus and neonate. Semin Neonatol 2004; 9: 13-21.

Column 5　DHEAとは何か？

　胎児副腎の産生するステロイドで最も有名なのがDHEAである…と思ったら，ドラッグストアに行くとDHEAのサプリメントがあったりもする．一体，DHEAって何なのだろうか？

　ステロイド代謝マップの右上に位置するDHEAは，成人においてはテストステロン・エストロゲンの前駆物質として知られている程度で，話題の中心になるホルモンではない．
　出生後のDHEAの過剰産生は，女性では男性化を生じ，ひげや体毛の増加，声の低音化をきたすため，DHEAの作用は基本的には「男性ホルモン」だと考えられており，アンドロゲン活性としてはテストステロンの約5％程度だと言われている．ただし，サプリメントとしてのDHEAは，男性ホルモン作用の増強を求めるためのものではない．抗老化作用を期待してのものだそうだ．その効果は？

Column 6　DHEASとDHEA

　DHEAという用語とDHEASという用語，どちらもよく耳にするが，どちらが正しいのだろうか？
　DHEAは性ホルモンの中間代謝産物であり，主として副腎皮質から分泌されている．DHEAの99％以上が硫酸抱合体（DHEA-S）として存在しているため，測定される実際の物質のほとんどがDHEASなのである．なお，DHEA-Sに関して性腺由来は1％程度にとどまり，99％以上が副腎皮質由来とされている．

先天性副腎過形成症（21ヒドロキシラーゼ欠損症）

　先天性副腎過形成症（congenital adrenal hyperplasia; CAH）とは副腎皮質でのステロイドホルモン合成のいずれかのステップに障害があり，コルチゾールが産生できず，その結果ACTH（副腎皮質刺激ホルモン）の過剰産生が生じ，副腎皮質が過形成となった病態をさす．欠損酵素によって種々の病型が存在するが，21水酸化酵素欠損症がその90％以上を占める．このCAHの大多数を占める21水酸化酵素欠損症の罹患女児の外陰部に男性化兆候を認めることから，副腎性器症候群と呼ばれることもある．

　21水酸化酵素欠損症は，CYP21A2異常により，コルチゾール・アルドステロンの合成ができない病態であり，典型例では以下の症状がみられる（ただし，本疾患の詳細は別項で述べるので，ここでは最小限の記載に留める）．

*酵素欠損によるホルモンの欠損症状と過剰産生されるホルモンによる症状
- コルチゾール分泌不全は，**ショック・低血糖**などの副腎不全をきたす．
- アルドステロン分泌不全は**低ナトリウム・高カリウム血症・代謝性アシドーシス**をきたす．
- **XX罹患児の男性ホルモン過剰産生**は，**外性器の男性化（陰核肥大・陰唇融合・共通泌尿生殖洞）**をきたす．

*負のフィードバックによるACTH過剰による症状
- 外陰部・腋下などの**色素沈着**をもたらす．

　そこで，21水酸化酵素欠損症では外性器異常が問題となるが，それでは先ほどの説明と矛盾する．すなわち，胎児期初期には胎盤の11βHSD2活性が低く，この時期の胎児では母体から移行したコルチゾールが重要な役割を担っているということになり，胎児が母体から移行するコルチゾールに守られていれば，このような異常が生じることはないことになる．

　しかし，実際に21水酸化酵素欠損症女児では，胎生6～8週までにACTH過剰分泌によって，副腎アンドロゲンの過剰産生による外性器の男性

2 先天性副腎過形成症（21 ヒドロキシラーゼ欠損症）

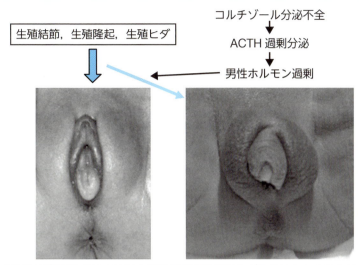

先天性副腎過形成で 46,XX 女児の外陰部の男性化が生じるということは，器官形成期のコルチゾール分泌不全に対して，ACTH 過剰分泌が起こらないと説明できない．

図 2-3　先天性副腎過形成で 46,XX の児に外性器の男性化が起こる機序

化が生じる．また，胎児治療として，この時期までに母体にデキサメタゾンを投与すると，胎児に移行したデキサメタゾンが胎児の ACTH 産生を抑制し，その結果，罹患女児の外性器の男性化を阻止しうることが報告されている．

これらのことは，以下のことを意味する．

1) 胎児期初期においても，胎児のコルチゾールは決して母体から胎盤を介して移行したものだけでは十分ではなく，胎児自身のコルチゾール産生が重要である．
2) 胎児自身が産生するコルチゾールが胎児発育に重要である．
3) この時期の胎児はすでに HPA axis が整っており，コルチゾールの産生できない個体では，ACTH，副腎アンドロゲンの過剰産生が生じる．

それにしても，胎生初期，胎児の血中コルチゾールは低値であると考えられているが，その低濃度のコルチゾール産生が障害されることが，21 ヒド

ロキシラーゼ欠損症女児の外性器の男性化といった重大な結果を招くという事実は驚くべきものであり，また前項で記したような胎児の副腎皮質機能の発達過程の考え方では説明できない．

> **Column 7** CAHに対する胎児治療
>
> CAH21ヒドロキシラーゼ欠損症に罹患した46,XXすなわち女児は外性器の男性化という問題を一生背負っていくことになる．このため，これを予防すべく考案されたのが，妊娠初期（＝器官形成期）の母体に大量のデキサメタゾンを投与する胎児治療である．母体から移行したデキサメタゾンが，胎児のACTH産生ひいては副腎アンドロゲン産生を抑制し，外性器の男性化を予防するという仕組みだ．ただし，これには多くの問題点がある．
> 1) 母体に対する副作用が少なくない．
> 2) 恩恵を受けるのは胎児が女児の場合のみである．
> 3) 胎児が女児であったとしても，常染色体劣性遺伝疾患なので，実際に発症するのは1/4に過ぎない．
>
> すなわち，恩恵を受けるのは1/8のみで，7/8の胎児は不要なデキサメタゾンに曝されたこととなる．胎児期にデキサメタゾンの曝露を受けることの問題点は本書のいたるところに記載している通りである．ということで，積極的には勧めにくい胎児治療となってしまった．

3 胎児期のHPA axisの発達過程

前項で問題提起したように，胎児期のHPA axisの発達過程が直線的なものと考えると矛盾が生じる．そこで，このような疑問に答えてくれる基礎的な論文を紹介する（Challisら，2001）．

1. 胎児は妊娠初期に，一過性にコルチゾール産生能を示すが，その後妊娠中期にはコルチゾール産生能が一時消失し，後期に再度コルチゾール産生能を示すようになる

胎児期初期〜中期には，胎児血中ACTH，コルチゾール濃度はともに低値にとどまり，両者とも後期に入って急速に上昇するが，その過程は一筋縄ではいかない．Wintourらの報告によると，胎児副腎のACTHに対する反応性は妊娠初期には存在するが，妊娠中期には消失し，妊娠後期に再び現れる（Wintourら，1975）．

彼らの報告によると，この胎児期の副腎皮質のACTHに対する反応性は胎児副腎のP450c17活性と合致しているとのことである．胎児副腎のコル

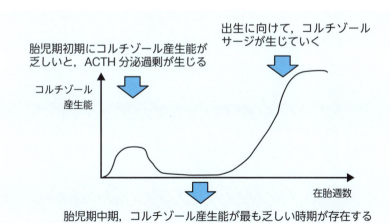

図 2-4　胎児期のコルチゾール産生能

チゾール合成酵素（の少なくとも一部）の発達は直線的に発達していくのではなく，妊娠初期一過性に酵素活性を示し一旦消退した後，再び妊娠後期になって活性化するのだ．

このように，妊娠中期に一過性に P450c17 の酵素活性が低下する原因として，TGFβ が ACTH 作用に拮抗するといった機序が想定されている．また，妊娠後期に ACTH 作用が強くなることに関しては，妊娠後期に胎児の副腎皮質に存在する ACTH 受容体の結合能が上昇するとの報告もある（Tangalakis ら，1990）．

2. 胎児副腎は妊娠初期に，一過性に 3βHSD2 活性を発現するが，その後 3βHSD2 活性は消失し，後期に再度，発現するようになる

早産児で未熟性が問題となることの多い 3βHSD2 だが，受精後 7〜12 週は酵素活性が高いことが報告されている（Goto ら，2006；White，2006）．この時期（＝受精後早期），3βHSD2 活性が発現することはコルチゾールの産生を可能にするとともに，過剰な DHEA の産生を抑制する働きもある．なぜなら，この時期の過剰な DHEA はアンドロゲンの過剰産生を招き，その結果，女児の外性器の男性化をもたらす．そのため，外性器形成時期に 3βHSD2 活性が一過性に発現することで，女性は女性型の外性器を，男性は男性型の外性器を…という調節をしているのだ．

3. 妊娠後期に，胎児血中 ACTH とコルチゾールの両者が急増するのは，HPA axis における negative feedback 機構が弱まるからである

妊娠後期に，胎児血中 ACTH とコルチゾールが並行して増加することを，HPA axis が成熟するのだから当たり前…と思ってはいけない．本来ならば，HPA axis には negative feedback 機構が備わっているため，血中コルチゾールが高値となれば，ACTH は抑制されるべきなのである．では，なぜ胎児は妊娠後期に，ACTH とコルチゾールが並行して増加し続けるのか？その答えは以下のように考えられている．

(1) 妊娠後期，胎児はコルチゾール結合蛋白（cortisol binding globulin;

CBG）を大量に産生し，遊離コルチゾール濃度を下げるため，negative feedback がかかりにくくなる．
(2) 視床下部（おそらく脳下垂体も）のグルココルチコイド受容体が down regulate されるため，negative feedback がかかりにくくなる．
(3) 視床下部（おそらく脳下垂体も）における 11βHSD2 活性が高まり，negative feedback がかかりにくくなる．

> **Column 8** 胎児副腎のコルチゾール・DHEA 産生の切り替え
>
> 　胎児副腎の産生する DHEA はエストラジオールに変換され，妊娠・胎盤の維持に重要な役割を果たしていることはよく知られている．実際，妊娠の維持に必要なエストラジオールは妊娠早期には母体の卵巣黄体から分泌されているが，8 週以降は胎児・胎盤から分泌されるようになる．すなわち，妊娠が進むにつれて，胎児の産生する DHEA が重要性を持つようになっていくが，これまで本文で記載したように，妊娠初期には胎児の産生するコルチゾールも有用である．
>
> 　妊娠初期には，コルチゾールを産生する系を作動させておきながら，途中から一旦，コルチゾール産生系を抑えて，その代わりに DHEA・エストラジオールを産生する．そして，妊娠後期は，再び，出生に備えてコルチゾール産生系を働かせる…胎児の戦略はあまりにも見事という他ない！

文献

1. Challis JR, et al. The fetal placental hypothalamic-pituitary-adrenal (HPA) axis, parturition and post natal health. Mol Cell Endocrinol 2001; 185:135-144.
2. Wintour EM, et al. The ontogeny and regulation of corticosteroid secretion by the ovine foetal adrenal. Acta Endocrinol (Copenh) 1975; 79:301-316.
3. Tangalakis K, et al. Steroid hydroxylase gene expression in the ovine fetal adrenal gland following ACTH infusion. Acta Endocrinol (Copenh) 1990; 123:371-377.
4. Goto M, et al. In humans, early cortisol biosynthesis provides a mechanism to safeguard female sexual development. J Clin Invest 2006; 116: 953-960.
5. White PC. Ontogeny of adrenal steroid biosynthesis: why girls will be girls. J Clin Invest 2006; 116: 872-874.

早産児のコルチゾール産生能

　早産児では，3βHSD2活性が低くコルチゾールを産生する能力が劣っている．このため，早産児は副腎不全に陥りやすい．これは，多くの新生児科医が唱えている説である．しかし，これでは説明できない事例が存在する．

　早産児の血清コルチゾール濃度は正期産児より有意に高い．Ngらこの分野の先駆者達も報告しているが，我々の検討でも同様の結果が得られており（Niwaら，2013），私自身この現象は間違いないものと考えている．このように，早産児の血中コルチゾール濃度が高いという事実に基づけば，早産児のコルチゾール産生能が未熟で弱い（＝劣っている）とは考えにくい．

　ただし，早産児ではより強いストレスがかかった際に，コルチゾール分泌を促進するといった調節能があるかどうか（＝HPA axisを亢進させ，コルチゾール産生を高めることができるか）に関しては，意見が分かれている．

　Watterbaergらは，在胎28週未満で出生した早産児は，病態に応じてコルチゾールを分泌亢進することはできないと報告しているが（Scottら，1995），Ngらは超早産児でも在胎週数が短く，より重篤な病態にあるほどコルチゾールの基礎値が高い，すなわち超早産児でも病的状態下に置かれるとコルチゾールの産生を高めることができると報告している（Ngら，2011）．

　我々の検討では，早産児は確かにコルチゾールの基礎値は高いが，CRH負荷試験に対する反応性は乏しいという結果が得られており，前者に合致する結果であった．このような検討結果を基に，現時点で我々は以下のように考えている．

> 早産児は血清コルチゾールの基礎値は高いが，それ以上のストレスがかかっても，HPA axisをより亢進させてコルチゾール産生を高めることはできない．このため，早産児は相対的副腎不全に陥りやすい．

　しかし，こう考えると，これまで受け入れられてきた「早産児は3βHSD2活性が低いから，コルチゾール産生能が乏しい」という考えが本当に

正しいのか，疑わしくなってくる．なぜなら，早産児のコルチゾール産生の問題がコルチゾール産生系のいずれかの酵素活性の低下によるとすると，当然コルチゾールの基礎値が低いという結果になるはずだからである．そして，これを支持するような報告も存在する．

Nykänenは，早産児においても，3βHSD2活性は十分備わっており，その前駆物質が高値である傾向は認めないと報告している（Nykänen，2010）．日齢0および日齢4における17OHPregnenolone/17OHProgesterone比（∝ 3βHSD活性）は在胎週数（GA）の長短によって差がない，具体的にはGA＜28，GA≧28の両群で差がない．血清コルチゾールの低い児と高い児を比べても，同比に全く差は認めないというのがその根拠である．

この研究に全ての研究者が同意しているわけではなく，私も完全にこの結果に納得しているわけではないが，前項で記したように，受精後，極めて早期にも酵素活性が発現していた3βHSD2を，出生後の早産児が誘導するのにそれほどの苦労は要さないのかもしれないという気がする．ところで，この論文の結果に納得していないと書いた根拠は，血液中のステロイドの中間代謝物質を評価することで，副腎皮質のステロイド合成系が，本当に評価できるのかという方法論に関する疑問にある．その理由を次のコラムに記す．

様々な検討により分かったかに思われた胎児・早産児のグルココルチコイド産生系の未熟さだが，実は未だ解明されておらず，疑問は深まるばかりである．

文献

1. Niwa F, et al. Limited response to CRH stimulation tests at two weeks of age in preterm infants born at less than 30 weeks of gestational age. Clin Endocrinol (Oxf) 2013; 78: 724-729.
2. Scott SM, et al. Effect of gestational age, postnatal age, and illness on plasma cortisol concentrations in premature infants. Pediatr Res 1995; 37: 112-116.
3. Ng PC, et al. A prospective longitudinal study to estimate the "adjusted cortisol percentile" in preterm infants. Pediatr Res 2011; 69: 511-516.
4. Nykänen P, et al. Serum concentrations of adrenal steroids and their precursors as a measure of maturity of adrenocortical function in very premature newborns. Horm Res Paediatr 2010; 74: 358-364.

Column 9　早産児でマス・スクリーニングの副腎過形成偽陽性が多い理由

　早産児にマス・スクリーニングで副腎過形成の偽陽性が多いということは，周産期に関わる者の常識である．これは，早産児はコルチゾール産生系が未熟なため，血清17ヒドロキシプロゲステロン（17OHP）が高値をとることによって生じるものである．

　しかし，よく考えると不思議な話である．17OHPは17OHプレグネノロンが3βHSD2の酵素反応を受けた後に生じる中間代謝産物であり，もし，早産児の3βHSD2活性が低ければ，17OHPが増加することはないはずなのだ．

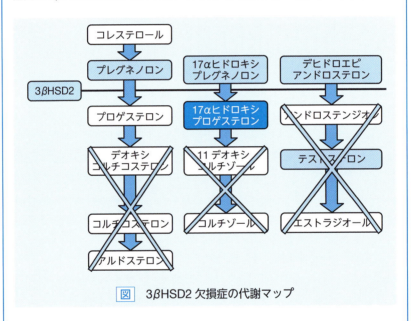

図　3βHSD2欠損症の代謝マップ

　だが，この件に関しては，以下のように説明されている．早産児は副腎皮質における3βHSD2活性が低値であるため，17OHプレグネノロンが大量に産生されてしまう．この大量の17OHプレグネノロンが肝臓の3βHSD1によって17OHPへと変換されるため，血清17OHPが異常高値となる．

　つまり，末梢血のステロイド分画から，副腎皮質の酵素の未熟性を評価することには限界があるのだ．このことは，尿のステロイド分画に関しても当てはまる．

早産児の生後早期の血中コルチゾール濃度が高いことの意義は？

　早産児の生後早期の血中コルチゾール濃度が高値であるとの報告は少なくないと書いたが，この事実の持つ意義に関しては，これまであまり論じられていないように思う．以下，私見を述べる．

　繰り返しになるが，胎児は妊娠中期には低コルチゾール環境下にある必要がある．この時期の胎児は，種々の臓器や細胞が増殖することが必要であり，増殖を抑制し分化を促進する作用を有するコルチゾールは胎児成長を阻害するため，その影響が及ばないことが望ましいからである．また，胎児成長期には胎児は同化状態におかれるべきであり，異化を促進するコルチゾールの存在は胎児の成長にとって具合が悪いという見方もできる．

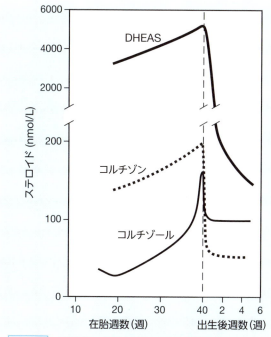

図 2-5　胎児期〜新生児期の副腎皮質ホルモンの推移

2章 胎児〜早産児のステロイド産生

このように，低コルチゾール環境にあるべき在胎20週台の早産児だが，彼らが子宮外に出てきたとき，外界は刺激が多い環境であり，肺呼吸も開始しなければならない．当然，ストレスが突然，飛躍的に増えてしまうため，コルチゾールは必要となる．

しかし，やはり，まだまだ細胞数を増やし，その成長を行うべき早産児の脳にとってコルチゾールは有害なのではないだろうか？在胎20週の前半で出生した早産児の大脳はまだほとんど脳回もない未熟な状態であり，そのサイズも小さい．このため，これらの早産児は子宮外に出てからも，脳細胞数を増やしていかねばならない．そして，このような状態であるにもかかわらず，高コルチゾール環境におかれてしまうのが，早産児なのである．

このように考えると，「早産児であることが発達障害のリスクである」という我々が直面している問題が，早産児の高コルチゾール血症と関連しているのでは？と考えてしまうのだが…

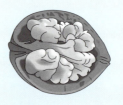

超早産児の脳は「コーヒー豆」のようにシワがなく，つるっとしているが，正期産児の脳は「くるみ」のように深いシワが刻み込まれている．これは，超早産児の脳が未熟であることを端的に示している．このような未熟な脳は，コルチゾールの少ない環境のもとで成長していくのが本来の姿なのだが，早産で出生してしまうと，一気に高コルチゾール環境に置かれることになってしまうのである．

図 2-6 ステロイド曝露の影響

5 早産児の生後早期の血中コルチゾール濃度が高いことの意義は？

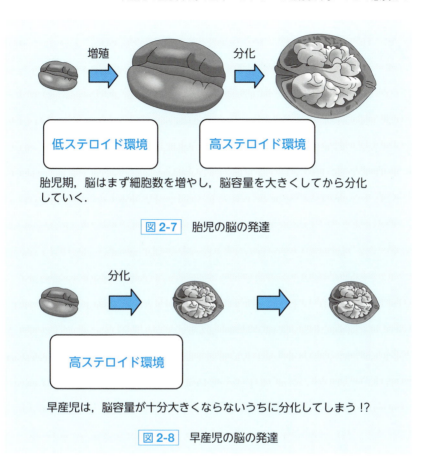

胎児期，脳はまず細胞数を増やし，脳容量を大きくしてから分化していく．

図 2-7　胎児の脳の発達

早産児は，脳容量が十分大きくならないうちに分化してしまう !?

図 2-8　早産児の脳の発達

Column 10　高コルチゾール血症がもたらす胎児の成長障害・臓器障害について

本文では，高コルチゾール血症による中枢神経系への影響を述べたが，その他の臓器にも影響を及ぼしている可能性がある．高コルチゾール血症が胎児の体重増加・肺胞構造の形成に影響することを証明した興味深い動物実験があるので，紹介する（Peakら，2015）．

ラットの母獣の食事を制限すると，児の出生体重が減少し，たとえ出生後通常の児と同様の食餌を与えても，出生後も体重増加不良が持続する．しかし，母体にメチラポンを投与しておくと，出生体重・出生後の体重増加不良が軽減される．

メチラポンは，コルチゾール産生を抑制する薬剤であり，メチラポン抑制試験という名で聞いたことがある方も少なくないだろう．ということで，母獣の低栄養に因る胎児の体重減少は，実は低栄養というストレスによる母体の高コルチゾール血症による影響が大きいという結果なのである．

加えて，母獣の食事を制限すると肺胞の形成が障害されるが，これもメチラポンを投与することによって，改善させることができるとのことである．

すなわち，これまで栄養が足りないから…と考えられてきた胎児の成長障害・臓器障害だが，実は栄養不足というストレスが高コルチゾール血症を引き起こしたことが問題だったのかもしれないのである．

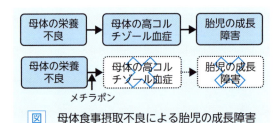

図　母体食事摂取不良による胎児の成長障害

▶文献

1. Peak DS, et al. Metyrapone alleviates deleterious effects of maternal food restriction on lung development and growth of rat offspring. Reprod Sci 2015;22:207-222.

6 早産児の発達障害とニューロステロイド (neurosteroid) の関わり

　早産児の発達障害の原因として，ニューロステロイドという物質の重要性を唱える報告がある．ニューロステロイドは1980年代に始まる概念で，神経組織で生合成・代謝されるステロイドを意味する．代表的なものに，デヒドロエピアンドロステロン (DHEA)，プレグネノロン (PREG)，プロゲステロン (PROG)，アロプレグナノロン (ALLO) などがある．

　DHEA, PREG, PROG は胎生皮質ステロイドとして，よく耳にする物質でもある．一方，ALLO は $GABA_A$ 受容体の強力なポジティブ・アロステリック・モジュレーターであり，動物に投与すると抗不安・抗痙攣・鎮静などの作用を示すことが古くから知られていた．

　近年，いくつかの向精神薬の作用が実際には脳内 ALLO を介して発現する可能性が報告されているが，最初にその可能性が提唱された薬物が，選択的セロトニン取り込み阻害薬 (SSRI) の抗うつ薬 (フルオキセチン，パロキセチン) である．

　さて，話を胎児に戻そう．胎盤および胎児の脳では，コレステロールはプロゲステロン・5αジヒドロプロゲステロンを経て，ALLO へと変換される．この胎盤・胎児脳で産生される ALLO は妊娠後半に急速に増加するが，こ

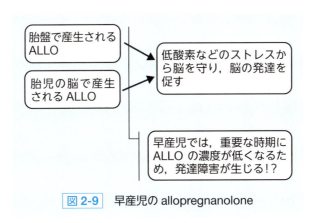

図 2-9　早産児の allopregnanolone

れが，低酸素などのストレスから脳を守る働き，脳神経系の発達に重要な働きをしていると考えられている．実際，動物実験では，ALLO の働きを阻害する薬物の投与によって，発達障害が惹起されることが示されている．

このように低酸素などのストレスからの防御ならびに脳の発達に重要な働きをすると考えられている ALLO だが，これは出生（＝胎盤から切り離される）とともに急速に減少する．すなわち，正期産児においても早産児においても ALLO は出生後急速に減少してしまう．そこで問題となるのが，脳の発達が重要な時期における早産児の ALLO 減少である．

また，出生前のストレスが母体・胎児の高コルチゾール血症を招くことは他でも記載したが，高コルチゾール血症は胎児脳における ALLO の産生を阻害することも報告されている．よって，高コルチゾール血症が脳障害を引き起こす機序の 1 つに ALLO の抑制が関わっているのかもしれない（Hirstら，2016）．

文献

1. Hirst JJ, et al. Loss of neurosteroid-mediated protection following stress during fetal life. J Steroid Biochem Mol Biol 2016; 160: 181-188.

Column 11　脳がステロイドを作る！

脳が種々のホルモンの作用を受けることは古くから知られていた．具体的には，テストステロンが求愛・攻撃などの生殖行動を，プロラクチンが母性行動を誘発するなどの働きがあり，脳は末梢内分泌腺が合成するステロイドホルモンの標的臓器だと考えられていたのである．しかしその後，脳そのものがホルモンを産生していることが明らかとなり，脳が産生する物質はニューロステロイドと命名された．

ニューロステロイドの作用は，本能行動・学習・行動・生殖行動など多岐にわたると考えられており，創薬の面からも熱い注目を浴びている分野である．

6 早産児の発達障害とニューロステロイド（neurosteroid）の関わり

Column 12　GABA 受容体を介する作用について

　GABA 受容体には，A，B，C の 3 つのサブタイプがあり，GABA-A 受容体にベンゾジアゼピン系薬剤（ミダゾラムなど）が結合すると，Cl^- イオンチャネルが開口し，Cl^- イオンの細胞内外の移動が生じる．

- 成人では，Na^+–K^+–Cl^- 共役担体（NKCC），Na^+–Cl^- 共役担体（NCC），K^+Cl^- 共役担体（KCC），HCO_3^-–Cl^- 交換輸送体などの働きによって，細胞内の Cl^- イオンは細胞外より低く維持されている．このため，Cl^- イオンが開口すると，細胞外から細胞内への Cl^- の透過性が亢進し，細胞内の電位が下がり（過分極），神経細胞の興奮が抑制される．
- 一方，早産児では，細胞内の Cl^- イオンを低く保つ機構が未熟なために，細胞内の Cl^- イオン濃度は細胞外より高くなっている．このため，Cl^- イオンが開口すると，細胞内から細胞外への Cl^- の透過性が亢進し，細胞内の電位が上がる（脱分極）．よって，早産児に対するベンゾジアゼピン系薬剤の投与は，逆に興奮性を惹起する可能性があるという意見がある．

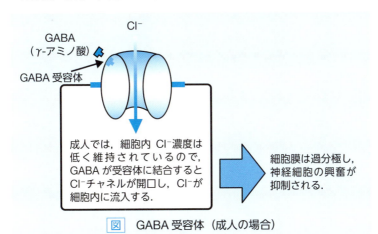

図　GABA 受容体（成人の場合）

　しかし，ヒトの在胎 24〜26 週までには，このような細胞内外の Cl^- の逆転現象は消失するため，少なくともこれ以降の週数になると，GABA 受容体を介する作用は成人と早産児でも変わらない…と Hirst らの論文には記されている．

胎児副腎の発達

1 胎児副腎の解剖学的発達

　副腎皮質は腎臓の上極に位置する臓器で，円盤状あるいは半月状をしている．体重あたりの副腎皮質の容積は出生時に成人に比べると10〜20倍も大きく，そのホルモン分泌能が旺盛である．しかし，胎児の副腎皮質は解剖学的にもホルモンの生化学的特性も，成人のそれとは大きく異なっている．

　胎児期の副腎は中胚葉から発生する皮質（cortex）と外胚葉から発生する髄質（medulla）の2つの要素からなる．発生第5〜6週に，腸間膜根部と発生中の生殖腺との間に位置する中皮細胞が増殖をはじめ，副腎の胎生皮質（fetal cortex）を形成する．7週に入ると神経堤由来の交感神経細胞が遊走してきて，胎生皮質の内側に集塊（＝髄質）をつくる．その後8週末には，中皮からの遊走細胞の第2波が胎生皮質を取り囲み，永久皮質（definitive

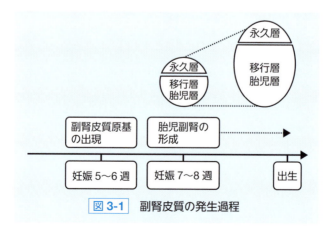

図3-1　副腎皮質の発生過程

cortex）を形成する．

　図3-1に示すように，発生7～8週以降，副腎皮質は成長し肥大化していくが，その多くは移行層・胎児層の発育である．出生時においても永久層の形成はわずかで，出生時には副腎皮質の4分の3を胎児副腎が占めている．新生児期には，球状帯・束状帯のみが形成されている状態で，網状帯の出現は3歳頃になってからである．

　胎児副腎は胎生期後半には退縮を開始し，出生後は急速に退縮する．とは言え，出生後ただちに消失するわけではなく，ほぼ退縮するのが生後3か月頃，完全に消失するのは1歳～1歳半頃とされている．

　なお，胎児期の胎児副腎が体重に対する割合は，最も大きい時で，成人の約20倍もあり，胎児にとって副腎がいかに重要かがうかがえる．

文献

1. 河井昌彦．新生児医学．金芳堂，2015，pp55．
2. 田島敏広．内分泌臓器の発生と発育．新生児内分泌研究会編著，新生児内分泌ハンドブック改訂2版．メディカ出版，2014，pp2-13．
3. 藤本十四秋ら．発生学．金芳堂，2010，pp110．

副腎皮質発生の遺伝子制御

　副腎皮質の発生・発達には種々の転写因子（*WT1*, *SF-1*, *DAX-1*, *CITED2*, *WNT4*など）が関わっている．その中で，*SF-1*, *DAX-1*がよく研究されているので，その2つに関して概説する．

　SF-1, *DAX-1*はともに副腎皮質のみならず，性腺の発生にも鍵となる転写因子である．そのため，その異常は副腎皮質・性腺の両者に直結し，副腎皮質においては，以下に述べるように先天性副腎低形成症の原因となる．

● *SF-1*

　稀ではあるが，*SF-1*異常症は常染色体性遺伝形式で発症し，副腎不全・性腺形成不全による症状を呈する．46,XYの染色体を有する場合は，外性器の女性化をきたす（XY女性）．46,XXと46,XYどちらの染色体を有する場合も，二次性徴発達不全を呈する．

● *DAX-1*

　Xp21に存在し，X連鎖性先天性副腎低形成の原因遺伝子である．*DAX-1*遺伝子の異常を有する男性では胎児副腎は形成されるが，永久皮質が形成されない．このため，*DAX-1*異常症の男児は，新生児期〜乳児期早期に副腎不全（嘔吐，哺乳不良，色素沈着，低血圧，ショック症状など）を発症する．

　また，*DAX-1*遺伝子が重複する（ホモ）ことによって女性化がもたらされるなど，性決定・性分化にも*DAX-1*量が関与している．ヘテロ罹患男児では，副腎不全を呈するほか，思春期年齢になっても二次性徴の発達がみられず（低ゴナドトロピン性性腺機能低下症を合併する），また精巣での精子形成は障害される．

▲文献

1. 田島敏広．内分泌臓器の発生と発育．新生児内分泌研究会（編著）：新生児内分泌ハンドブック改訂第2版．メディカ出版，2014，pp2-13．

3 胎児副腎の発達における ACTH の働き

　副腎皮質を刺激する最も重要なホルモンは ACTH である．そこで，ACTH と胎児期の副腎皮質との関わりについて考えてみる．ACTH が欠如した場合，胎児期の副腎皮質はどうなるかを考えるには，無脳症の児について考えれば良い．

　無脳症の児では，10～15 週までの胎児副腎の発育は正常であるが，胎児副腎は 15 週以降急速に消退すると報告されている（Gray ら，1980）．これを見る限り，胎児副腎の発達の初期段階において ACTH は大きくは関与していないようだ．

　一方で，胎児副腎は出生後には消退するが，通常，出生後の ACTH レベルは胎児期より高く維持されている．ACTH が高値であるにもかかわらず，胎児副腎が退縮するという事実から，胎児副腎の維持には ACTH 以外の因子が重要であり，ACTH の関与が少ないことも疑いがない（McNulty ら，1981）．以上を合わせて考えると，胎児副腎の発達・維持には ACTH の他により強力な因子があるはずである．

　とはいうものの，先天性副腎過形成 21 水酸化酵素欠損症では，コルチゾールの産生不足が ACTH 分泌亢進を招くことは周知の事実であり，ACTH が胎児副腎の機能に影響していないこともあり得ない．生理的環境（正常の発達過程）と病的環境で異なるのか？難しいところである．

▲文献

1. Gray ES, et al. Morphologic features of the anencephalic adrenal gland in early pregnancy. Am J Obstet Gynecol 1980; 137: 491-495.
2. McNulty WP, et al. Fetal and postnatal development of the adrenal glands in Macaca mulatta. Biol Reprod 1981; 25: 1079-1089.

生殖内分泌系の胎児期の発達

　一般に，胎児は未熟であると考えられている．もちろん，これはある意味正しいのだろうが，内分泌系においては，必ずしも正しくないと考えざるを得ない例がいくつか存在する．その中でも，胎児のホルモン産生の顕著な例である生殖内分泌系の胎児発育について考えてみよう．

1. 胎児の生殖内分泌機能

　原始生殖細胞（primordial germ cell；PGC）は胎生3週の頃，卵黄嚢後上壁から出現し，胎生5週までに後腸・腸間膜を経て，後の生殖腺原基となる部位である生殖隆起の所定の位置（生殖ヒダ，生殖堤；gonadal ridge）に到達する．そこで，性腺の上皮は増殖しながら，生殖細胞を取り込んでいき，一次生殖索を形成するが，このころ，性腺はまだ未分化であり，男女において形態的な差はない．

　Y染色体を有する男性の場合，発生7〜8週には，性腺内の索状構造が明瞭となり，性索（sex cord），精巣索（testis cord）と呼ばれるようになる．

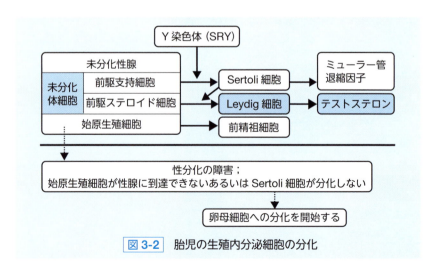

図 3-2　胎児の生殖内分泌細胞の分化

性索を構成する上皮細胞はセルトリ細胞（Sertori cell）に分化し，各精細管の間隙を埋める間葉からライディッヒ細胞（Leydig's cell）が生じる．

一方，Y染色体をもたない女性では，発生11週頃から卵巣としての構造がはっきりしてくる．この頃は卵巣内においても皮質が生殖細胞を包み込んで伸長するため，皮質索を形成するが，16週頃になると皮質索は消失し，卵胞が卵巣内に分散して存在するようになる．

このように，性腺の分化は発生7～8週頃には確実なものとなるが，外性器の形態は発生9週までは男女差はない．しかし，その後，精巣からの男性ホルモンの有無によって性差が出現する．具体的には，男児では，ライディッヒ細胞から分泌されたテストステロンが，5αレダクターゼによって，より活性の高いジヒドロテストステロンに変換され，その男性ホルモン作用を発揮することとなる．

その結果，生殖結節（生殖茎）は発達・伸長して陰茎となる．生殖茎の伸長に伴って，尿生殖ヒダも生殖茎の構面に沿って伸長し，左右の尿生殖ヒダ（尿道ヒダ）が癒合して，尿道陰茎部を形成する．伸長した生殖茎の先端は陰茎亀頭という充実性の組織であり最初から亀頭先端部に尿道口が開口して

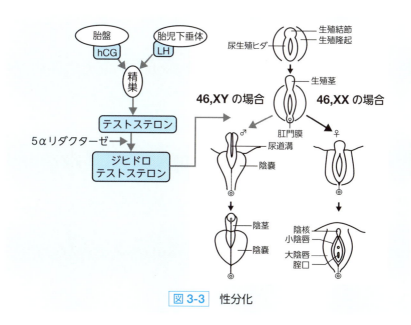

図 3-3　性分化

いるわけではない．しかし，やがて亀頭の中央部から外胚葉が索状となって内部に伸びていき，陰茎体の尿道口と連続し，亀頭先端部に尿道口が開口することとなる．

一方，生殖隆起は，発達しつつ左右が癒合して陰囊を形成する．ここでわかるように，精巣のライディッヒ細胞は発生9週頃には外性器の形成に十分な量のテストステロンが産生可能となるのである．

文献

1. 河井昌彦. 新生児医学. 金芳堂, 2015, pp50-53.

Column 13　胎児期に十分量の性ホルモンを産生できたにも関わらず，乳児期以降，思春期まで性ホルモンの産生が抑制されるのはなぜ？

少し話は逸れるが，桜の花はなぜ，春にならないと咲かないのかご存知だろうか？「暖かくなると花が咲く」のなら，夏に咲いても良いようなものだが，通常は，冬を越して翌年の春になるまで咲くことはない．

実は，これには「開花を抑制するホルモン」の存在があると言われている．桜の葉からはアブシシン酸（ABA）という植物ホルモンが分泌されており，これが樹芽や種子の胚などの成長を抑制している．つまり，花が散ると葉が出てくるが，この葉から出るABAが開花を抑制しているので，夏場はいくら暑くても桜は開花しない．その後，紅葉の季節を迎え，葉が落ち，寒い冬を迎える．冬場は，ABAはなくとも花は芽吹かないが，ここに「春の温かさ」が加わると，桜は開花するのだ．

さて，ヒトの性ホルモンだが，これも抑制系が重要なようだ．思春期になって抑制系が取れると，胎児のように（？）性ホルモンの分泌が再び始まるのである．

副腎と性腺の発生の関わり

　SF-1，*DAX-1* の説明の際に，これらの転写因子は，副腎皮質のみならず性腺の発生にも鍵となると書いた．これまで，副腎と生殖器の発生について，それぞれの立場から別に書いたが，実際は，両者は入り乱れて発生するため，発生段階における両者の関わりについて述べる（秦野，1997）．

(1) 副腎・生殖腺原基が形成される（この段階では両者の区別はない）．
(2) 副腎・生殖腺原基に始原生殖細胞が到着する．
(3) 副腎・生殖細胞原基の中央部分がくびれ始め，始原生殖細胞は生殖腺原基となる側に移動し始める．
(4) 副腎原基と生殖腺原基が分離し，それぞれの原基が完成する．
(5) 副腎原基に神経堤由来の副腎髄質細胞が侵入し，胎児副腎の原基ができあがる．生殖腺原基は精巣・卵巣への分化を始める．

　このように，発生の最初の段階では，副腎と生殖腺は同じ所から出発しているのである．そう考えると，両者に共通点が多いことも理解できる．

▼文献

1. 秦野 修．ステロイドホルモン産生組織の形態形成：副腎と生殖腺が共に由来する共通原基の同定．日本比較内分泌学会ニュース　Vol. 23（1997），No. 86, pp6-12.

4章

出生前ステロイド

1 出生前後のステロイドの役割

　出生時に急速に分泌亢進する（＝サージ）ホルモンで最も有名なのは甲状腺ホルモンだが，コルチゾールも出生時にサージがみられる．ただし，甲状腺ホルモンが出生直後に急峻なピークがあるのとは異なり，コルチゾールは在胎20～30週以降，急速に増加し，出生直前にピークに達し，出生後は徐々に減衰していく．

　両者のサージパターンの違いは，甲状腺ホルモンが出生後の環境変化に応じるためのサージであるのに対して，コルチゾールは出生準備にも重要な働きを有していると考えられている．そこで，コルチゾールの出生準備〜出生直後の作用について概説する（Dattani ら，2011）．

- **呼吸器系**：コルチゾールは肺のβアドレナリン受容体の発現を促進するとともに，2型肺胞上皮細胞の分化を促進する．前者は出生直後の肺液の吸収に重要であり，後者はサーファクタントの産生に必須である．コルチゾールの呼吸器系に対する作用は，出生後の肺呼吸に重要な役割を果たしている．
- **循環器系**：コルチゾール・サージは動脈管のプロスタグランジンに対する感受性を抑制するなどして，動脈管の閉鎖にも関与していると言われるが，その機序は完全には解明されていない．
- **肝臓**：コルチゾールは肝臓における代謝酵素の成熟を促進する．その結果，グリコーゲンの合成・蓄積を促すと考えられている．また，サイロキシン（T4）をより活性の高いT3へと変換し，甲状腺機能を高める働きもする．

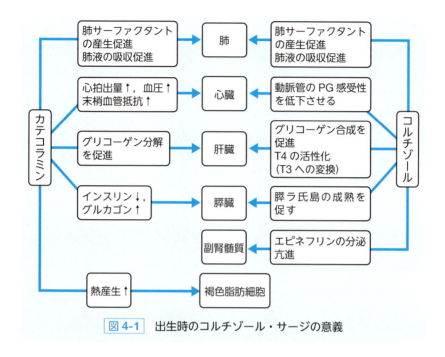

図 4-1　出生時のコルチゾール・サージの意義

- **膵臓**：コルチゾールは膵臓のラ氏島の成熟を促進する.

　このように，出生を前に胎児血中コルチゾールは急上昇し，高濃度のコルチゾールが呼吸・循環・代謝機能を子宮外生活に適応するために誘導していく．なお，コルチゾール・サージが生じる原因の1つは，副腎皮質の発達によるものだが，コルチゾールの代謝が変化することも忘れてはならない.

　胎児期には，11βHSD2 などコルチゾールを不活化する酵素が優勢だが，在胎 20〜30 週以降になると，これらのコルチゾールを不活化する酵素が抑制されていくことも，血中コルチゾール濃度が上昇することに寄与している（Winter, 2004）(p.31, 図 2-5).

　なお，ここではあまり触れないが，出生時にはコルチゾール・サージと同様に，カテコラミン・サージがある．カテコラミンとコルチゾールはここでも，相加的・相乗的に作用し，出生に向けた準備を行うのである.

文献

1. Dattani MT, et al. "Endocrinology of Fetal Development." In: Melmed S, et al (eds.) Williams Textbook of Endocrinology 12th ed. 2011, pp833-867, Saunders, USA.
2. Winter JSD. Fetal and Neonatal Adrenocortical Physiology. In: Polin RA, et al (eds.) Fetal and neonatal Physiology. 2004, pp1915-1925, Saunders, USA.

Column 14　動脈管の再開通と副腎不全の関わり

　コルチゾールサージの作用の1つにプロスタグランディン（PG）感受性を低下させる働きがあり，コルチゾールサージは動脈管の閉鎖にも一役買っている．そういえば，晩期循環不全に陥った際に動脈管が再開通してしまった…感染を契機に動脈管が再開通した…なんてことを，皆さんも経験したことがあると思うが，これは，相対的副腎不全によって動脈管が再開通したのかもしれない．

　このような考えから，早産児の副腎皮質ホルモン依存性合併症の概念に「急性期カテコラミン不応性低血圧症」「晩期循環不全症」「慢性肺疾患」に加えて「動脈管再開通」も組み込んでは？と考えているのだが，いかがだろうか？

　もちろん，今のところ動脈管閉鎖目的でステロイドを使うのは，お勧めしないが….

出生前ステロイドと児の HPA axis

　糖質コルチコイド（以下，本項ではステロイドと略す）は，細胞の分化を促進するが，同時にその成長を抑制する．受精後早期，胎児細胞は様々な細胞や臓器へと分化する必要があるが，この時期，母体血中ステロイドは胎盤を介して胎児へと移行しその機能を発揮する．一方，胎児期中期は，新たな細胞分化よりは，それぞれの細胞が増加し臓器がその大きさを増すことが重要な時期であり，この時期，母体血中ステロイドは胎盤で不活化され胎児への移行は抑制されている．そして，胎児期後期になると，出生に備えて，各細胞・各臓器はそれぞれ機能分化が必要になるが，この時期には胎児自身がステロイドホルモンを産生できるようになる．そこで，早産が予想される母体に対して，胎児の臓器の分化成熟を促す目的で出生前ステロイド療法が広く行われている（Liggins ら，1972）．

　切迫母体に対するステロイドホルモン療法は，日本産婦人科学会のガイドラインにおいて，「妊娠 22 週以降 34 週未満早産が 1 週間以内に予想される場合はベタメサゾン 12 mg を 24 時間ごと，計 2 回，筋肉内投与する（推奨度 B）」と明記されており，本邦でも切迫早産のリスクのある母体に広く行われている（日産婦会ら，2014）．
　出生前ステロイドは胎児肺におけるサーファクタント産生を増加させ（Liggins ら，1972），脳・皮膚・消化管の成熟を促進させる．メタアナリシスではステロイド単回（1 クール）投与群のコントロール群に対する双胎危険度は，新生児死亡率 0.69（95%CI 0.58-0.81），新生児呼吸窮迫症候群（RDS）罹患率 0.66（同 0.59-0.73），頭蓋内出血 0.54（0.43-0.69），壊死性腸炎 0.46（0.29-0.74），生後 48 時間以内の感染率 0.56（0.38-0.85）であり（Roberta ら，2006），近年の超早産児の予後改善の一翼を担っていることは疑いがない．
　なお，2015 年にも絨毛膜炎による早産の場合に，出生前ステロイドが児の予後を有意に改善させることが報告されており（Miyazaki ら，2015），早産出生が予想される母体に対する出生前ステロイド投与は，本邦の早産児

4章　出生前ステロイド

診療においても確固とした地位を築いている．

　出生前ステロイド投与が，早産児の呼吸・循環などの安定・維持に寄与し，出生後週数間で起こりうる合併症のリスクを軽減することは間違いないが，2クール以上の出生前ステロイドは胎児の成長を阻害し，出生時頭囲・体重を低下させることが報告され，本邦のガイドラインでは1クールのみの投与を推奨している（Crowther ら，2007）．しかし，これには反論もあり，未だ確定した見解ではない．

　本邦では，ベタメサゾンのみが保険適応を受けているため，専らベタメサゾンが使用されている．出生前ステロイド療法として，デキサメタゾン・ベタメサゾンのいずれを用いるべきかという問いに関しても，ベタメサゾンの方が安全性が高いという報告はあるものの，これを否定する報告もあり，完全な合意は得られていないのが現状である（Jobe ら，2004；Lee ら，2006）．

　なお，近年，出生前ステロイドによる児の HPA axis および精神運動発達に対する悪影響を懸念する声も少なくない．

1. 出生前ステロイドは出生後早期の児の HPA axis を抑制する

　出生前ステロイドは出生後の早産児のコルチゾールの基礎値にはほとんど影響しないという論文もあるが（Gover ら，2012），出生前ステロイドが生後早期の児の HPA axis を抑制するという報告もある．ただし，出生前ステロイドによる HPA axis の抑制は速やかに消失するとの報告もあり（Ballard ら，1980），出生前ステロイドの影響がどのくらいの期間持続するかに関してコンセンサスは得られていない．

　なお，我々は，生後2週間における CRH 負荷試験に対する反応性が，出生前ステロイドを受けた児では有意に劣っていることを報告しており（Niwa ら，2013），このような HPA axis の抑制がこの時期の相対的副腎不全（早産児晩期循環不全症など）発症の一因ではないかと考えている．ちなみに，我々の検討では修正満期に行った CRH 負荷試験においては出生前ステロイドによる影響は認めておらず，この頃までには，出生前ステロイドによる HPA axis の抑制は消失すると考えている．

2. 出生前ステロイドは，児の成長後の精神機能に影響する可能性がある

　Trautman は，出生前ステロイドを受け満期に出生した児は，高率に情緒面の異常・社会的発達の遅れ・全般的な行動異常を発症する（Trautman ら，1995）と報告している．このような考えは新生児科医の間では一般的ではないが，心理学・精神医学の分野では注目を集めている分野である．未熟な中枢神経系が多量のステロイドに曝露されると，海馬・前頭前野など記憶や高次脳機能を司る部位の神経細胞数・シナプス数が減少するといった動物実験の報告も多く，無視することはできない．

3. まとめ

　出生前ステロイドが早産児，とりわけ超早産児の呼吸機能をはじめ，種々の臓器の成熟を高め，出生後の急性期合併症のリスクを低下させ，予後の改善に寄与していることは明らかであり，現在の早産児診療の根幹の1つを成す治療法と言っても過言ではない．一方で，HPA axis のみならず，長期の神経機能に影響する懸念が出てきたことも事実である．今後，出生前ステロイドの対象の適切な選択，投与量の検討，そして出生前ステロイドを受けた児のフォローアップ体制の確立などが重要である．

文献

1. Liggins GC, et al. A controlled trial of antepartum glucocorticoid treatment for prevention of the respiratory distress syndrome in premature infant. Pediatrics 1972; 50: 515-525.
2. 日本産婦人科学会 / 日本産婦人科医会．産婦人科診療ガイドライン産科編．2014, pp134-138.
3. Roberta D, et al. Antenatal corticosteroids for accelerating fetal lung maturation for women at risk of preterm birth. Cochrane Database Sys Rev 2006; 3: CD004454 (Meta-analysis).
4. Miyazaki K, et al. Long-term outcomes of antenatal corticosteroids treatment in very preterm infants after chorioamnionitis. Arch Gynecol Obstet 2015; 292; 1239-1246.
5. Crowther CA, et al. Outcomes at 2 years of age after repeat dose of antenatal corticosteroids. N Engl J Med 2007; 357: 1179-1189.

6. Jobe AH, et al. Choice and dose of corticosteroid for antenatal treatments. Am J Obstet Gynecol 2004; 190: 878-881.
7. Lee BH, et al. Adverse neonatal outcomes associated with antenatal dexamethasone versus antenatal betamethasone. Pediatrics 2006; 117: 1503-1510.
8. Gover A, et al. Single course of antenatal steroids did not alter cortisol in preterm infants up to 18 months. Acta Paediatr 2012; 101: 604-608.
9. Ballard PL, et al. Steroid and growth hormone levels in premature infants after prenatal betamethasone therapy to prevent respiratory distress syndrome. Pediatr Res 1980; 14: 122-127.
10. Niwa F, et al. Limited response to CRH stimulation tests at 2 weeks of age in preterm infants born less than 30 weeks of gestational age. Clin Endocrinol (Oxf) 2013; 78: 724-729.
11. Trautman PD, et al. Effects of early prenatal dexamethasone on the cognitive and behavioral development of young children: results of a pilot study. Psychoneuroendocrinology 1995; 20: 439-449.

Column 15　Antenatal steroid 反復の功罪

現在，日本では1クール2回のベタメサゾン投与が保険適応となり，産婦人科ガイドラインでも1クールのみの投与が推奨されている．しかし，これには異論もあることを本文中にも記したが，2015年のコクランに以下のような報告が載った．

初回の出生前ステロイドを投与し，1週間以上経過した時点でなお，早産のリスクがある妊婦に対して，出生前ステロイドの反復投与を行うことは，RDSの発症率の低下（RR 0.83〔95%CI 0.75-0.91〕）など予後を有意に改善する（serious infant outcome の RR 0.84〔95%CI 0.75-0.94〕）．ただし，頭囲はコントロールに比し小さくなるが，これも，在胎週数・多胎・SGAなどを調整すると有意な差ではなかった．発達予後に関しても長期のデータはないが，短期的には有意差はない，というものである（Crowther ら，2015）．

論争はまだまだ…続くようだ．

文献
1. Crowther CA, et al. Repeat doses of prenatal corticosteroids for women at risk of preterm birth for improving neonatal health outcomes. Cochrane Database Syst Rev 2015; 7: CD003935.

出生前ステロイドがストレス応答に及ぼす影響

　我々，新生児科医は，出生前ステロイドの影響を考える時，急性期のHPA axis の抑制の有無，あるいは長期の発達障害には関心を払うが，精神領域の研究者たちの視点はそれとは少し異なっている．彼らは，出生前ステロイドを受けた児は，成長後のストレス応答に変化が出るのではないかと考えているのである．ここでは，そのような考えに基づく報告を紹介する．

　Davis らは1クールのベタメサゾンによる出生前ステロイドは，出生した早産児の生後4〜6週の足底採血による痛みに対するコルチゾールの反応を抑制すると報告している（Davis ら，2004）．これは，HPA axis の抑制の表れともとれ，さほど驚くべきものではない．
　しかし，彼らは別の論文で，早産出生のリスクのために出生前ステロイドを受けたが，その後，幸い妊娠が継続され，満期になってから出生した児を対象に，生後24時間の足底採血による痛みに対するコルチゾール応答を検討した所，出生前ステロイドを受けた児は痛みに対するコルチゾール応答が異常に亢進しているとも報告している（Davis ら，2011）．すなわち，出生前ステロイドによる影響は，単なる一時的なHPA axis の抑制ではなく，発達途上の脳とHPA axis そのものに影響を与え，これらの働きを修飾するのではないかと考えられている．
　このようなHPA axis への影響はもっと長期に続くという報告もある．Alexander らは，出生前ステロイドを受けた後に満期で出生した児を対象に，6〜11歳でのコルチゾールの基礎値・ストレスに対するコルチゾールの反応性を検討した結果，ステロイドの基礎値に差はないが，これらの児ではストレスに対するコルチゾールの上昇が有意に高かったと報告している（Alexander ら，2012）．

　このようなストレス応答に関する論文については，正直，半信半疑なところがないとは言えないが，もしかしたら，在胎20週台といった脳が急速な発達段階にある重要な時期に多量の合成ステロイドに曝露されることは，脳

のネットワークの形成に大きな影響を及ぼし得るのかもしれない．

　もちろん，新生児科医として，出生前ステロイド投与が早産児の救命率の向上，重篤な早期合併症の軽減に重要であることを否定する気はない．

　しかし，脳の発達の重要な段階で多量の合成ステロイドに曝露されることが，脳の発達に何らかの影響を及ぼす可能性も否定できない．早産出生する児に対しては，このような確定的ではない潜在的な発達のリスクと，早産で出生し生後早期に重篤な合併症を起こすことのリスクを比べれば，出生前ステロイドという治療を選択するのは当然と言えよう．

　しかし，一方で，早産出生のリスクがあり出生前ステロイドの投与を受けたが，その後，幸いにも妊娠が継続でき満期になってから出生する児，このような児は決して少なくないが，これまで我々新生児科医は注意を払うことはなかった．この子たちは，出生前ステロイドの恩恵を受けることはないにも関わらず，出生前ステロイドによる悪影響は及んでいるかもしれないのである．このように考えると，出生前ステロイドの投与は慎重に判断するべきだと考える．

　「早産のリスクはあまり高くないけど，念のため，出生前ステロイドを打っとこか!?」といった安易な考えでは困るのである．

文献

1. Davis EP, et al. Effects of prenatal betamethasone exposure on regulation of stress physiology in healthy premature infants. Psychoneuroendocrinology 2004; 29: 1028-1036.
2. Davis EP, et al. Prenatal treatment with glucocorticoid sensitizes the HPA axis response to stress among full-term infants. Dev Psychobiol 2011; 53: 175-183.
3. Alexander N, et al. Impact of antenatal synthetic glucocorticoid exposure on endocrine stress reactivity in term-born children. J Clin Endocrinol Metab 2012; 97: 3538-3544.

5章

ステロイド療法〜その功罪〜

1 コルチゾールの働きとステロイド療法の功罪

 コルチゾールに代表されるグルココルチコイドは全身諸臓器にわたって，重大な影響を及ぼす．ここでは，その作用をまとめ（Stewart ら，2011），ステロイド療法のもたらす影響について概説する．

1. 炎症・免疫系に対する作用

- 末梢血中のリンパ球数を低下させ，好中球数を上昇させる．また，好酸球数を低下させる．
- リンパ球（T・B cell）の機能を抑制し，免疫グロブリンの産生，ならびに炎症性サイトカインの産生を抑制する．
- マクロファージへの分化・機能を抑制する．
- 局所での炎症反応を抑制する．具体的には，ヒスタミン・プラスミノゲンアクチベーターなどの作用を阻止する．

 以上の結果をまとめると，ステロイド投与の利点は過剰な炎症反応の抑制であり，欠点は易感染性を招くことだと言える．

Column 16　ストレス下における好酸球増多は副腎不全を疑う重要なサインの1つである！

　コルチゾールは好酸球数を低下させるため，ストレスを受けるような病態でかつ好酸球数≧1%であれば，副腎不全を疑うべきである．

> **Column 17　ステロイドによる免疫抑制**
>
> 　ある RS ウイルス感染予防薬の説明文書に載っている数値を紹介すると，プレドニゾロン換算で 0.5 mg/kg/隔日以上の用量を概ね 4 週間以上投与した場合は，免疫抑制を生じるとのことである．単純に HDC 換算に直すと，2 mg/kg/隔日つまり 1 mg/kg/日（連日）となる．
> 　この考えに基づけば，1 mg/kg/日の HDC であっても，4 週間も連用すれば易感染性のリスクが増すと考えるべきであろう．

2. 糖代謝に対する作用

- 肝臓への作用：グリコーゲン合成系を促進し，グリコーゲンの蓄積を促進する一方，糖新生を促進する．前者はグルコースを肝臓に取り込む働きで，後者は肝臓からグルコースを放出する働きであるが，後者の働きの方が優勢となるため，肝臓からのグルコース放出を増大させる方向に働く．
- 筋肉・脂肪組織への作用：筋組織へのグルコースの取り込みを抑制し，異化を促進する．また，脂肪細胞から遊離脂肪酸・コレステロール・トリグリセリドを放出させる．
- グルカゴン・カテコラミンの作用を増強させ，インスリン抵抗性を増大させる．

以上の結果，ステロイド投与は血糖値を上昇させる方向に働く．

> **Column 18　低血糖に対するステロイド投与**
>
> 　本邦では，難治性低血糖症に対して，しばしばステロイド投与が行われる．しかし，欧米の教科書には，低血糖に対するステロイド使用は全く記載がなく，臨床現場では禁忌とさえ考えられている．ステロイドの血糖上昇作用は，異化の亢進によるグルコースの産生によってなされている．言い換えると，筋肉・脂肪組織を切り崩してグルコースを作り出しているようなもので，身体発育

に逆行する行為である．
　低血糖による脳障害を生じるよりはステロイドを使用してでも血糖値を上げたほうが良いというのが日本流の考えだが，欧米では何としてでもステロイドを使わず，血糖値の上昇を可能にする方法を選ぶということだ．

3．血管平滑筋に対する作用

血管平滑筋への作用で重要なものは以下の3点である．
- カテコラミン，アンギオテンシンIIなど血管収縮物質に対する感受性を高める．
- 一酸化窒素（NO）による血管拡張作用を抑制する．
- 抗炎症反応による過剰な血管透過性を抑制する．

以上の結果，適度なステロイド投与は炎症による血管透過性を低下させ，浮腫を軽減し，利尿を増す．

Column 19　晩期循環不全におけるステロイドの作用点

　早産児晩期循環不全の病態は未だ解明されていない．このため，ステロイドがどういう機序で効くのかは不明だが，ステロイド投与後速やかに，浮腫の軽減・循環血液量の回復・血圧上昇・尿量増加といった一連のことが起こることを考えると，血管平滑筋への作用が重要に違いないはず…と思われる．

4．腎臓に対する作用

腎臓への作用は，主としてミネラルコルチコイド作用によって発揮される．
- 遠位尿細管に働き，Naの貯留・KおよびCaの排泄を促す．
- 糸球体濾過率を上昇させ，Free water clearanceを上昇させる（バゾプレシンに拮抗する）．

以上の結果，適度なステロイド投与は低Na血症・高K血症を改善し，利尿を促進する．

> **Column 20　ステロイド薬による尿中 Ca 排泄促進について**
>
> 　ステロイドによる尿中 Ca 促進は尿路結石・腎石灰化をもたらす厄介な副作用となりうるが，急性高 Ca 血症の場合にはステロイドはレスキュー治療の貴重な手段ともなりうる．さて，その機序だが，以下の 2 つがあると言われている．
> (1) ステロイド投与時は腎血流量が増加し，それに伴う糸球体濾過率の増大が生じる．そこに，ステロイド作用によって骨から動員され血中に多量に存在する Ca が流れ込むため，Ca の尿中排泄が増える．
> (2) ステロイド薬により，遠位尿細管における Ca 再吸収の抑制が生じる．

5. 脂肪に対する作用

- 脂肪細胞から脂肪酸を動員する（lipolysis）．
- 脂肪細胞の分化を促進する（adipogenesis）．
- 皮下脂肪を減らし，内臓脂肪を増やす働きがある．この機序として，内臓脂肪は皮下脂肪に比べて，グルココルチコイド受容体（GR）の発現量が多く，また 11βHSD1 の活性が高いため，コルチゾールが活性化されやすく，その作用を発現しやすいためとされている．

以上の結果，過剰なステロイド投与は内臓肥満・中枢性肥満を惹起する．

6. 筋肉・皮膚・結合組織に対する作用

- 筋肉・皮膚・結合織においては異化作用を引き起こす．その結果，筋肉を萎縮させる（atrophy）．また，皮膚・結合織の細胞分裂・DNA 合成を抑制し，コラーゲン線維の合成・産生を減少させる．

以上の結果，過剰なステロイド投与は筋肉・皮膚・結合織の萎縮を生じさせる．

7. 骨・カルシウム代謝に対する作用

- 骨芽細胞の分化・増殖・機能を抑制する．
- 負の Ca バランスを誘導する．具体的には，腸管での Ca 吸収を抑制するとともに，腎での Ca 排泄を促進する．
- 副甲状腺ホルモン（PTH）産生を促進し，骨吸収を促進する．
- 性ホルモン（エストロゲン・テストステロン）の分泌を抑制する．

以上の結果，過剰なステロイド投与は早産児骨減少症・骨粗鬆症のリスクを高める．

> **Column 21　ステロイドによる副甲状腺ホルモン分泌促進の機序**
>
> ステロイドは腸管からの Ca 吸収抑制・腎からの尿中 Ca 排泄増加によって低 Ca 血症を招き，二次性副甲状腺機能亢進症をもたらす．その結果，早産児骨減少症・骨粗鬆症を招くのである．

8. 内分泌系に対する作用

- **甲状腺系を抑制**：過剰なコルチゾールは TSH の分泌を抑制するとともに，T4 から T3 への活性化を抑制する．
- **性腺系を抑制**：視床下部からの GnRH の律動的分泌を抑制することによって，下垂体からの LH，FSH の分泌を抑制する．

以上の結果，過剰なステロイド投与は甲状腺・性腺系をともに抑制する．

9. 身長に対する作用

- 結合織・筋肉・骨を異化させるとともに，インスリン様成長因子-1（IGF-1）作用を減弱させる．
- 加えて，性腺系の抑制は同時に成長ホルモン（GH）・IGF-1 系も抑制する．

以上の結果，過剰なステロイド投与は身長増加を抑制する．

10. 消化管に対する作用

- 長期間のステロイドの使用は胃潰瘍のリスクを増大させる.
- 成人領域ではステロイドによる潰瘍形成を疑う意見が多いが, 早産児に対する出生後早期のステロイド投与が消化管穿孔の発症を促進したという報告は多数ある.

このため, 新生児・早産児領域では, 過剰なコルチゾールの投与は消化管潰瘍・穿孔のリスクを高めると考えられる.

11. 循環器系に対する作用

- 血圧に対する作用：血圧は心拍出量と末梢血管抵抗に規定されるが, ステロイドは心拍出量を増すとともに, 末梢血管抵抗を上昇させることによって, 昇圧作用を呈する.

早産児においても, 一般的には, 末梢血管抵抗の増大による臓器血流の低下はきたさないと考えられているが, 超早産児ではAfterload mismatchを引き起こす懸念がない訳ではない. 新生児に関する報告によると, 2 mg/kgのハイドロコーチゾン投与後の昇圧作用は2時間以内に18%の症例で見られ始め, 6〜12時間後には有意差を持って現れるとのことである (Nooriら, 2006).

12. 呼吸器系に対する作用

早産児の呼吸機能にとって, ステロイド療法が有効であることを示す報告は多い. コクランのメタアナリシスでも, 生後1週間以内 (Hallidayら, 2010) および生後1週間以降 (Hallidayら, 2009), 両者において, 呼吸器離脱効果などに有意な効果があることが確認されている. しかし, 一方で, 本項で述べたような合併症 (高血糖・高血圧・成長障害など) に加えて, 発達障害のリスクがあることが指摘されており, 呼吸機能の改善のためにステロイドを使用することの是非に関しては種々の意見がある.

文献

1. Stewart PM, et al. The adrenal cortex. In: Helmed S, et al (eds.) Williams Textbook of Endocrinology 12th ed. 2011, pp479-544, Saunders, USA.
2. Noori S, et al. Hemodynamic changes after low-dosage hydrocortisone administration in vasopressor-treated preterm and term neonates. Pediatrics 2006; 118: 1456-1466.
3. Halliday HL, et al. Early (<8days) postnatal corticosteroids for preventing chronic lung disease in preterm infants. Cochrane Database Syst Rev 2010; 20: CD001146.
4. Halliday HL, et al. Late (>7 days) postnatal corticosteroids for chronic lung disease in preterm infants. Cochrane Database Syst Rev 2009; 21: CD001145.
5. Gordon PV, et al. Focal small bowel perforation: an adverse effect of early postnatal dexamethasone therapy in extremely low birth weight infants. J Perinatol 2001; 21(3): 156-160.
6. Stark AR, et al. Adverse effects of early dexamethasone treatment in extremely-low-birth-weight infants. National Institute of Child Health and Human Development Neonatal Research Network. N Engl J Med 2001; 344(2): 95-101.
7. Gordon P, et al. Early postnatal dexamethasone increases the risk of focal small bowel perforation in extremely low birth weight infants. J Perinatol 1999; 19(8 Pt 1): 573-577.

早産児に対するステロイド投与は脳性麻痺のリスクを高める

　出生前ステロイドが早産児のRDSのリスクを下げ，出生後のステロイド療法が早産児の人工呼吸管理を容易にすること，これは早産児の呼吸疾患を考える上で重大な業績である．しかし，一方で，早産児に対するステロイド使用が長期的な発達予後を悪化させるのではという報告が1990年代に世界中で相次いで報告された．その中で，比較的規模が大きく観察期間も長いYehらの報告は非常に大きなインパクトを与えるものだった（Yehら，2004）．

　Yehらは，CLD予防を目的としたRCTに参加した患者たちを学齢期までフォローし，その結果を報告した．このRCTでは，生後12時間以内にデキサメタゾン0.25 mg/kg/回×2回/日を開始し，7日間投与を継続した後，減量するというプロトコールがとられた．学齢期に入った児146名（ステロイド群72名，コントロール群74名）の身長・頭囲・運動能力・認知能力・IQなどを比較しているが，結果は全てステロイド群が劣るというものであった．IQはステロイド群 78.2 ± 15.0 対コントロール群 84.4 ± 12.6（$p=0.08$）で有意差はなかったが，重度障害児はステロイド群39％対コントロール群22％（$p=0.04$）と有意差を認めた．

　もちろん，現在の我々からみれば，生後12時間以内にデキサメタゾン0.5 mg/kg/日（分2）の投与を開始し，1週間投与し続けるといったプロトコールに問題があったと考えるのが普通だが，ステロイド投与が発達予後に悪いなんてことを微塵も疑っていなかった当時，この結果が如何にショッキングであったかは疑いがない．初めて結果を見た瞬間，解析した彼ら自身，まさか!?という思いだったのではないだろうか？

　我々は，この貴重な教訓を決して無駄にしてはならない．

文献

1. Yeh TF, et al. Outcomes at school age after postnatal dexamethasone therapy for lung disease of prematurity. N Eng J Med 2004; 350: 1304-1313.

本当にステロイド療法は発達予後を悪化させるのか？

　重症慢性肺疾患（chronic lung disease; CLD）は発展途上の未熟な肺で出生した早産児にとって，最も困難な合併症の1つである．その発症を予防しようとする試みが広く行われているが，早産児の救命率が年々向上し，CLDは益々深刻な問題となっている．また，完成したCLDに対する治療法は極めて限られており，一定の有効性が確立されている薬剤は糖質コルチコイド（以下ステロイドと略す）以外にはないと言っても過言ではない．

　しかしながら，ステロイドが脳性麻痺の発症を増すとの報告があったことを受け（Yehら，2004），ステロイドの使用を自粛する傾向が広まっているが，本当にステロイドは脳性麻痺を作り，発達予後を悪化させるのだろうか？そこで，ステロイドが脳性麻痺のリスクを増すという概念が，どの程度のエビデンスに基づくものかを検証する．

　Halidayらは，生後1週間以内におけるステロイド療法に関してメタアナリシスを行ったコクラン・レビューで，次のように結論付けている（Halidayら，2010）．

> 　CLDを有する児の炎症を抑制し，早期呼吸器離脱を可能にするが，短期的合併症（高血圧・高血糖・消化管穿孔など）・発達に及ぼす長期的な影響のリスクが利益を上回るため，CLD予防のための生後早期のステロイド療法は推奨できない．また，ハイドロコーチゾン（HDC）はデキサメタゾン（DEX）より神経障害が少ない可能性がある．

　実際に解析結果のデータを見てみると，DEX群とコントロール群の脳性麻痺発症率は15.9％対8.9％と確かに早期のDEX投与は脳性麻痺のリスクを増すという結果が出ているが，HDC群とコントロール群の脳性麻痺の発症率は8.7％対8.6％との結果であり，両者には全く差がない．

　同じく，Halidayらは，生後7日目以降におけるステロイド療法に関してもメタアナリシスを行っているが（Halidayら，2009），「生後7日以降の

ステロイド投与が神経学的異常を起こさないという保証はないが，CLDに対して生後7日目以降に開始したステロイド療法が発達予後を悪化させるエビデンスはなく，呼吸機能を改善する可能性がある」と結論付けている．同様に実際のデータを見てみると，ステロイド療法群とコントロール群の脳性麻痺発症率は32.6%対33.0%であり，全く差がない．

この2つのコクランのメタアナリシスによると，ステロイドが短期的な呼吸機能の改善に有効であることは疑いがない．しかし，ステロイド投与が高血糖・高血圧・消化管出血/穿孔・未熟児網膜症合併症のリスクを増大させることも疑いがない．最も心配な発達予後への影響に関しては，実はHDCが脳性麻痺を増やすという強いエビデンスは存在しないのである．一方，確かに，生後早期（7日以内）のDEXは脳性麻痺を増やす危険性があるが，生後7日以降のDEXには脳性麻痺を増やすというエビデンスは存在しないのである．

以上から読み取れることは，生後早期（7日以内）のDEX以外のステロイド療法が脳性麻痺を増やすという確固たるエビデンスは存在しないにもかかわらず，筆者たちの印象で，このような評価が下されたという事実である．

1. デキサメタゾン（DEX）とハイドロコーチゾン（HDC）の差異

生後早期（7日以内）のDEXのみ，脳性麻痺のリスクを増やすとのエビデンスがあると書いたが，それではDEXとHDCの違いは何に基づくのだろうか？DEXとHDCの中枢神経系に対する作用の差は，単に投与量の差にあるとの考えもあるが，両者で決定的に異なる点が2つある．1つは「11βヒドロキシステロイド（HSD）2に対する反応性の相違」であり，もう1つは「ミネラルコルチコイド作用を有するか否かという点」である．

11βHSD2は，活性型のコルチゾールと不活型のコルチゾンに変換させる酵素である．胎盤・腎臓・中枢神経系にはコルチゾールを不活化する11βHSD2が多量に存在する．このため，HDCはたとえ全身投与されても，中枢神経系では11βHSD2によって不活化されてしまい，中枢神経障害を生じない可能性がある．一方，合成ステロイドであるDEXは11βHSD2によって不活化されないため，中枢神経障害が生じる可能性が考えられる．

コルチゾールはグルココルチコイド受容体（GR）と結合することによってグルココルチコイド作用を生じるが，ミネラルコルチコイド受容体（MR）と結合することによってミネラルコルチコイド作用も生じる．中枢神経系には，GRとMRの両者が存在しており，GRは過剰な興奮を鎮静化させ，ストレス応答を終息させる役割を担い，MRはストレスが加わっても，神経細胞が無傷で，安定して存在できるよう維持する役割を担っている．

GRとMRがバランスを取ることで，ストレスに対する神経応答を調節しているという考えがあり，脳科学の世界では，MR:GRバランス理論と称されている．HDCはGR，MRの両方の受容体と結合するが，DEXはGRのみと結合し，MRとは結合しない．このため，DEXは中枢神経系にとって極めてバランスが悪いステロイドであり，神経毒性が強いと考えられる（Oitzlら，2010）．

2. CLDに対するDEXとHDCの作用の差異

これまで述べてきたように，中枢神経系の障害という観点から見るといかにもDEXの分が悪い．しかし，Yoderらは，近年，DEXの自粛，HDCの使用増加という治療のトレンドが，CLDの重症化を招いていることを報告し，現在のトレンドに警鐘を鳴らしている（Yoderら，2009）．重症CLD児の発達予後は不良であり，DEXの使用を避けることがかえって発達予後の悪化につながるのではという懸念である．

早産児の副腎機能は未熟であり，相対的副腎不全のリスクが高いことは事実である（Niwaら，2013；Matsukuraら，2012）．このことは，早産児はステロイド療法を必要とする機会が多いことを意味している．ステロイド療法をうまく使いこなすことが，新生児医療において極めて重要だと考えられる．

5章　ステロイド療法〜その功罪〜

文献

1. Yeh TH, et al. Outcomes at school age after postnatal dexamethasone therapy for lung disease of prematurity. N Eng J Med 2004; 350: 1304-1313.
2. Haliday HL, et al. Early (<8 days) postnatal corticosteroids for preventing chronic lung disease in preterm infants. Cochrane Database Syst Rev 2010; 20: CD001146.
3. Haliday HL, et al. Early (>7 days) postnatal corticosteroids for chronic lung disease in preterm infants. Cochrane Database Syst Rev 2009; 21: CD001145.
4. Oitzl MS, et al. Brain development under stress: Hypotheses of glucocorticoid actions revisited. Neurosci Biobehav Rev 2010; 34: 853-866.
5. Yoder BA, et al. Time-related changes in steroid use and bronchopulmonary dysplasia in preterm infants. Pediatrics 2009; 124: 673-679.
6. Niwa F, et al. Limited response to CRH stimulation tests at 2 weeks of age in preterm infants born at less than 30 weeks of gestational age. Clin Endocrinol (Oxf) 2013; 78: 724-729.
7. Matsukura T, et al. Diagnostic value of salivary cortisol in the CRH stimulation test in premature infants. J Clin Endocrinol Metab 2012; 97: 890-896.
8. Lodygensky GA, et al. Structural and functional brain development after hydrocortisone treatment for neonatal chronic lung disease. Pediatrics 2005; 116(1): 1-7.
9. Rademaker KJ, et al. Neonatal hydrocortisone treatment: neurodevelopmental outcome and MRI at school age in preterm-born children. J Pediatr 2007; 150(4): 351-357.
10. Watterberg KL, et al. Growth and neurodevelopmental outcomes after early low-dose hydrocortisone treatment in extremely low birth weight infants. Pediatrics 2007; 120(1): 40-48.
11. Needelman H, et al. The effect of hydrocortisone on neurodevelopmental outcome in premature infants less than 29 weeks' gestation. Child Neurol 2010; 25(4): 448-452.
12. Patra K, et al. Neurodevelopmental impact of hydrocortisone exposure in extremely low birth weight infants: outcomes at 1 and 2 years. J Perinatol 2015; 35(1): 77-81.
13. Watterberg KL. Postnatal steroids for bronchopulmonary dysplasia: where are we now? J Pediatr 2007; 150(4): 327-328.
14. van der Heide-Jalving M, et al. Short- and long-term effects of neonatal glucocorticoid therapy: is hydrocortisone an alternative to dexamethasone? Acta Paediatr 2003; 92(7): 827-835.

6章 ステロイド療法におけるピットホール

1 ステロイド薬の種類と特徴

　副腎皮質ホルモン薬には多種存在し，それぞれ特徴を有する．ステロイド薬を選択する際に注目すべき薬剤による差異には以下のものがある．

1. グルココルチコイド作用の強さ

　コルチゾールのグルココルチコイド（糖質コルチコイド）作用の強さを1としたときに，他の薬剤ではどのくらいの作用があるかを示す指標である．すなわち，デキサメタゾン 0.1 mg/kg/日は，コルチゾールに換算すると，約25倍の力価があるので，2.5 mg/kg/日のコルチゾールと同等となる．

2. 効果の持続時間

　血中半減期も，デキサメタゾンはコルチゾールの約3倍と長いため，通常コルチゾールは6〜8時間ごとに投与するが，デキサメタゾンは12〜24時間間隔で投与する．

3. ミネラルコルチコイド作用の有無

　ミネラルコルチコイド（電解質コルチコイド）作用は，コルチゾールのミネラルコルチコイド作用を1として，それに対する比で表す．デキサメタゾン・ベタメサゾンといった合成ステロイドはミネラルコルチコイド作用をほとんど有さない．このため，これらの合成ステロイドは血圧上昇といった

表6-1 ステロイド剤の作用の比較

	血中半減期（時間）	グルココルチコイド作用	ミネラルコルチコイド作用
コルチゾール	1.2	1	1
コルチゾン	1.2	0.7	0.7
プレドニゾロン	1.5	4	0.8
メチルプレドニゾロン	2.8	5	ほぼ0
デキサメタゾン	3.5	25	ほぼ0
ベタメタゾン	3.3	25	ほぼ0

ミネラルコルチコイド作用に伴う副作用が出にくいという利点を有する．一方，近年ミネラルコルチコイド作用を全く持たないことが中枢神経障害の原因ではないかとの意見も出ている．

4. 胎盤移行性の有無

周産期領域で重要なことは，母体に投与されたステロイド薬が胎盤を通過し，胎児に影響するか否かである．コルチゾールは胎盤に存在する11βHSD2活性で不活化されるため，胎児への移行はわずかであるが，デキサメタゾン・ベタメサゾンといった合成ステロイドは11βHSD2で不活化されないため，多くがそのままの形で胎盤を通過する．なお，プレドニゾロンは，この中間に位置しており，あまり多くは胎児に移行しない．

これらの理由から，母体の基礎疾患に対してステロイド療法を行う際は，なるべく胎盤移行の少ないものを使用することが望ましい．一方，出生前ステロイド治療のように胎児への移行を期待して母親にステロイド薬を投与する場合は，デキサメタゾン・ベタメサゾンを選択することになる．

1 ステロイド薬の種類と特徴

Column 22　ステロイドの構造と活性の関係

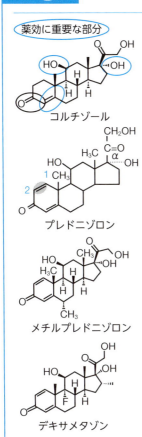

ステロイド骨格の名前の付け方

コルチゾールのA環のC1，2間を2重結合にしたものがプレドニゾロンである．
ミネラルコルチコイド作用は0.8倍に低下し，グルココルチコイド作用は4倍になる．

プレドニゾロンのB環のC6にメチル基 -CH₃ を付けたものが，メチルプレドニゾロンである．
ミネラルコルチコイド作用は0.5倍で，グルココルチコイド作用は5倍になる．

プレドニゾロンのB環のC9にFを付けると生物活性が強くなるとともに，薬の安定性が増す．

プレドニゾロンのB環のC9にFを付け，D環のC16αにメチル基を付けたものがデキサメタゾンである．
ミネラルコルチコイド作用は0となり，グルココルチコイド作用は25倍になる．

ハイドロコーチゾンかデキサメタゾンか？その選択の決め手は？

　NICUで最も使用頻度の高いステロイド薬は，ハイドロコーチゾン（HDC），またはデキサメタゾン（DEX）である．ここでは，その2種の薬剤の使い分けに関して述べる．これまで繰り返し述べられてきたように，現在得られているエビデンスからはHDCの方がDEXより神経発達に及ぼす悪影響が少ないと考えられていることを前提として知っておく必要がある．それを踏まえた上で，両者の使い分けについて考える．

　HDC, DEXの最も大きな違いは，ミネラルコルチコイド作用の有無にある．ミネラルコルチコイド作用の重要な点は，腎尿細管に働いてNaの再吸収を行うことであり，Na保持によって循環血液量を増やし血圧を上昇させる働きがある．このため，低血圧を有する患者においては，これは好ましい作用ということになる．一方，血圧がこれ以上，上昇しては困る患者にとっては，血圧の更なる上昇は避けるべき合併症であるため，HDCは好ましくない薬剤となってしまう．

　これを考えると，生後早期のカテコラミン不応性低血圧症，早産児晩期循環不全症など昇圧を目的として，ステロイド療法を行う場合，HDCを第1選択薬とすべきである．

　一方，慢性肺疾患（CLD）のように抗炎症作用を期待して使用する場合も，神経学的後遺症を考えるとHDCの投与が望ましいと考えられるが（Hallidayら，2009；2010），HDCでは重症のCLDには対処できない可能性もある（Yoderら，2009）．また，多量のグルココルチコイド作用を要する場合，HDCの大量投与は高血圧のリスクを高めるため，少しでも昇圧作用の少ない薬剤を選ぶ必要が生じることもありうる．このような場合には，DEXを選択する方が良いと考えられる．DEX使用を控えたために重症CLDで命を落とす，あるいは重度後遺症を残すといった結果にならないよう，時にはDEX使用に踏み切ることも重要であろう．

2 ハイドロコーチゾンかデキサメタゾンか？その選択の決め手は？

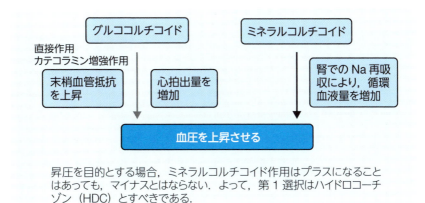

昇圧を目的とする場合，ミネラルコルチコイド作用はプラスになることはあっても，マイナスとはならない．よって，第1選択はハイドロコーチゾン（HDC）とすべきである．

図 6-1 副腎皮質ホルモンの昇圧作用

文献

1. Halliday HL, et al. Early (<8days) postnatal corticosteroids for preventing chronic lung disease in preterm infants. Cochrane Database Syst Rev 2010; 20: CD001146.
2. Halliday HL, et al. Late (>7 days) postnatal corticosteroids for chronic lung disease in preterm infants. Cochrane Database Syst Rev 2009; 21: CD001145.
3. Yoder BA, et al. Time-related changes in steroid use and bronchopulmonary dysplasia in preterm infants. Pediatrics 2009; 124: 673-679.

Column 23　CLD児の予後とデキサメタゾン投与

　生後早期のデキサメタゾンが発達予後を悪化させる可能性があるという意見を否定するわけではないが，重症CLD児の予後が悪いことも明らかである．このため，我々の施設では，子宮内感染後に出生した超早産児など，重症CLDのリスクが極めて高い症例に対しては，生後1週間が過ぎるのを待って，比較的早い時期からデキサメタゾン投与を開始することもある．もちろん，賛否はあると思うが…．

HDC 生理的補充量とは？

我々がHDCを用いる時，とりわけ相対的副腎不全を疑った時，しばしば「生理的補充量のHDC」とい用語を使用する．では，生理的使用量とは，どのくらいの量を指すのであろうか？

そこで，中枢性副腎機能低下症に対する補充量として一般に認知されている5〜10 mg/m²/日を生理的補充量として，我々がNICUで使用するHDC量について考えてみよう．

表6-2　身長・体重と体表面積の関係
身長は体重に対する標準的な身長
（日本人女児で計算している）

体重（kg）	身長（cm）	体表面積（m²）
0.5	27	0.06
1	35	0.1
1.5	40	0.12
2	43	0.15
2.5	45	0.17
3	50	0.2
5	55	0.26
10	80	0.46
15	100	0.65
20	113	0.8
25	125	0.95
30	132	1.05
40	147	1.3
50	157	1.5

この表を使って計算してみると，体重500 gの児に，2 mg/kg/日（たとえば1 mg/kg/回×2回/日）でHDCを投与した場合は16.7 mg/m²/日となり，すでに生理的補充量の約2倍に相当することが分かる．

・体重1 kgの児の場合は，2 mg/kg/日は20 mg/m²/日
・体重1.5 kgの児の場合は，2 mg/kg/日は25 mg/m²/日

・体重 3 kg の児の場合は，2 mg/kg/日は 30 mg/m²/日

こうして考えてみると，1 mg/kg/回×2 回/日の HDC 投与は決して生理的補充量ではないと考えられる．実は，0.5 mg/kg/回×2 回/日（＝1 mg/kg/日）でも，生理的用量というには多いくらいなのだ．

表 6-3　1 mg/kg/日の HDC を投与した場合の体表面積あたりの投与量

体重（kg）	身長（cm）	体表面積（m²）	体表面積あたりの投与量（mg/m²/日）
0.5	27	0.06	8.3
1	35	0.1	10.0
1.5	40	0.12	12.5
2	43	0.15	13.3
2.5	45	0.17	14.7
3	50	0.2	15.0

▼文献

1. 横谷進ら編著．専門医による新小児内分泌疾患の治療改訂第 2 版．診断と治療社，2017，pp114-169.
2. 日本小児内分泌学会．小児内分泌学改訂第 2 版．診断と治療社，2016，pp361-421.

④ HDC投与後の血中濃度

前項で，HDCを投与する場合，0.5 mg/kg/回は生理的用量というにはまだ多すぎるくらいだと書いた．それでは，どのくらいの量のHDCを投与した場合，どのくらいの血中濃度になるのだろうか？成書で詳細な記載を見たことがないのだが，参考となるような自験例を示す．

自験例1

在胎週数28週の超低出生体重児に1 mg/kg/回のHDCを経静脈ラインよりワンショットで投与した場合の血中コルチゾール濃度は，投与3〜6時間でピークとなり，その値は約25 μg/dLであった．また，コルチゾール血中濃度は12時間後には完全に投与前のレベルまで低下した．

自験例2

中枢性副腎機能低下症（汎下垂体機能低下症）の10歳児で，コートリル内服後4時間の血中コルチゾール濃度を見たところ，以下のような結果であった．

  0.2 mg/kg/回　　内服の場合　　20.7 μg/dL
  0.15 mg/kg/回　内服の場合　　17.7 μg/dL

これらが示すように，0.5 mg/kg/回のHDC投与でも，20〜30 μg/dL程度の血中コルチゾール濃度には達しているのである．

疾患別ステロイド投与量の比較

　我々が日頃使用しているステロイド量が，年長児の疾患で要するステロイド量と比較してどの程度のものか，一度考えてみよう．

1．中枢性副腎機能低下症に対する生理的補充

　HDC で 5〜10 mg/m^2/日
　体重あたりに換算するため，3 kg の児に対するステロイド投与の場合を考える．体表面積は約 0.2 m^2 なので，1 日投与量は 1〜2 mg になる．これは体重あたりに計算しなおすと 0.3〜0.7 mg/kg/日 となる．

2．晩期循環不全に対する HDC 投与

　比較的少量投与を実践している施設でも，おそらく 1 mg/kg/回×2〜4回/日 なので，1 日投与量は 2〜4 mg/kg/日 となる．

3．重症 CLD に対するデキサメタゾン療法

　古典的投与量では，0.5 mg/kg/日なので，HDC 換算では 12.5 mg/kg/日 となる．

4．気管支喘息大発作に対するガイドラインの推奨治療

　HDC 5 mg/kg を 6〜8 時間毎なので，1 日投与量は 15〜20 mg/kg/日 となる．プレドニゾロンやメチルプレドニゾロンを 0.5〜1 mg/kg を 6〜12 時間毎というプロトコールに従った場合は，1〜2 mg/kg/日となり，HDC 換算では 5〜10 mg/kg/日 となる．

5. クループ症候群に対するデキサメタゾン投与

デキサメタゾン 0.6 mg/kg（単回）すると，HDC 換算では 15 mg/kg/日となる．

図に示すとこのような感じである（図 6-2）．

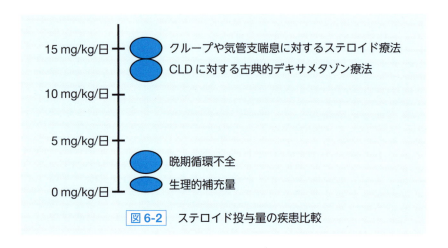

図 6-2　ステロイド投与量の疾患比較

ショックに対するステロイド療法

　ショック時には相対的副腎不全に陥るためにHDCなどグルココルチコイドの投与が必要という意見はしばしば耳にする．ショックに陥った際にステロイドを使わなければ，なぜ使わない!?と問われるほど「ショックにステロイド療法」というのは強く結びついた概念である．しかし，この治療が及ぼす効果に関するエビデンスは少ないのが現状であり，その効果を強く示すエビデンスは限りなく乏しいことをご存知だろうか？

　Morenoの論文では，この問題に大規模な臨床試験で取り組んでいる（Morenoら，2011）．本スタディは，ヨーロッパ9か国，53のセンターが参加した多施設共同研究で，敗血症性ショックと診断した対象患者を，72時間以内に，ハイドロコーチ群（HDC群）とコントロール群の2群に無作為で群分けし，11日間治療を行った後，28病日の救命率を比較検討したものである．

　HDC療法は，50 mg×4回/日を5日間，50 mg×2回/日を3日間，50 mg×1回/日を3日間の計11日間である．対象は，HDC群251例，コントロール群248例で，開始時のSOFAスコアはHDC群10.3±3.2，コントロール群10.7±3.1で差を認めていない．すなわち，2群のプロフィールには有意差はない．

　結果は，28病日の死亡率はHDC群34.3％，コントロール群31.5％で有意差なく，敗血症性ショック患者に対するHDC投与が生命予後改善に及ぼす効果は検証できなかった．ただし，サブ解析で行われた0～7病日のSOFAスコアに関しては，HDC群で有意な低下（改善）を認めた（p＝0.0027）とのことである．SOFAスコアの改善に寄与した項目は，心血管系臓器障害（p＝0.0005），肝障害（p＜0.0001）であった．

　以上をまとめると，敗血症性ショックに陥った患者にHDC療法を行うと，0～7病日の循環器系の障害・臓器障害を軽減しうるが，生命予後の改善までは結びつかなかったということになる．

もちろん，敗血症そのものがステロイド療法で治癒するはずもなく，発症後数日間，循環が維持できるならば，やはりステロイド療法は有用だという気はする．

　加えて，この論文で注目してほしいのは，ショックに対するHDCの投与量である．最大投与量が200 mg/日だが，成人の体重を60 kgとして計算してみると，3.3 mg/kg/日となる．すなわち，前項で書いた新生児科医が使用している晩期循環不全の治療量（1 mg/kg/回×3回/日）は，成人のショックに対する使用量とほぼ同等なのである．

　晩期循環不全もある意味ショックではあるので，それでよいのかもしれないが，決して少ない投与量ではないという認識は必要であろう．

文献

1. Moreno R, et al. Time course of organ failure in patients with septic shock treated with hydrocortisone: results of the Corticus study. Intensive Care Med 2011; 37: 1765-1772.

7 ハイドロコーチゾン（HDC）静脈内投与を経口投与に切り替える際の注意

　晩期循環不全などの病態に対してステロイドの経静脈投与を開始したが，なかなか中止できず，経口投与に切り替える…そんな経験は少なくあるまい．このような時，ステロイドの量をどうすべきか？という問題について考えてみよう．

　まず，経口ステロイド剤の吸収についてだが，市販されている経口ステロイド剤の吸収はすべて良好で，ほぼ100％吸収されるということである．それなら，静脈内投与と同量の経口薬で良いか？となるが，静脈内に直接投与される薬剤とは違い，腸管から吸収されたステロイド薬は最初に肝臓で代謝作用を受けてしまう．このため，生体内有効利用率は多少，静脈内投与に比べると劣ることになってしまう．

　このことを考慮に入れ，NICUで使用頻度の高いコートリル®やデカドロン®は，内服量は注射量の30％増しにするのが良いという意見がある（なお，肝臓初回通過時にあまり活性の落ちないプレドニン，メチルプレドニンの場合は，内服量と注射量は同じで良いそうだ）．

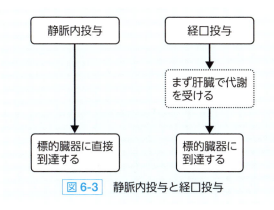

図6-3　静脈内投与と経口投与

文献

1. 桐野玲子．全身投与ステロイド薬の薬剤間の対応量について．鹿児島市医報 2009; 48 (3): 16.

ステロイドの代謝における他剤との相互作用

　ステロイド薬は主として肝臓で代謝を受け，その後，腎臓から排泄される．そこで，肝代謝に影響する薬剤と併用する場合，ステロイドの代謝が影響を受けることとなるため，注意が必要となる．肝臓に存在する cytochrome enzyme P450s は種々の薬剤によって，その作用が亢進したり，抑制されたりする．以下にその代表を記す．

1. 肝臓における代謝を促進する薬剤

- 抗痙攣薬：フェノバルビタール，フェニトインなど
- 抗菌薬：リファンピシンなど

2. 肝臓における代謝を抑制する薬剤

- 消化性潰瘍治療薬：シメチジン，オメプラゾールなど
- 抗菌薬：エリスロマイシン，ニューキノロン系

この中で，NICU で使用する機会が多いのが，フェノバルビタールである．

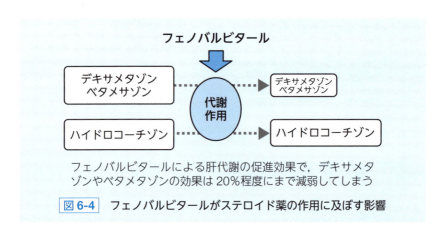

フェノバルビタールによる肝代謝の促進効果で，デキサメタゾンやベタメタゾンの効果は 20％程度にまで減弱してしまう

図 6-4　フェノバルビタールがステロイド薬の作用に及ぼす影響

鎮静・抗痙攣目的でフェノバルビタールを使用している児では，ステロイドの代謝が影響を受ける点に注意する必要がある．ただし，その影響はステロイドの種類によっても異なる．

フェノバルビタールは，CYP3A4 を誘導することによって，ステロイドの代謝を亢進させるが，その影響を最も受けやすいのは，デキサメタゾンやベタメタゾンで，ステロイドの効果として 20％程度まで著減してしまう．一方，6 位の水酸化が主ではないコルチゾールの活性は 80％程度までの減弱ですむ．プレドニゾロンはそれらの中間に位置し，効果は約半分程度となる．

よって，フェノバルビタール使用中の児が重症慢性肺疾患となった場合，デキサメタゾン療法は効果が期待しにくいと考えねばならない．一方，晩期循環不全などに対するハイドロコーチゾンに関しては，若干，使用量を多めにした方が良いかもしれないが，その効果は十分期待できることとなる．

Column 24　重症慢性肺疾患のリスクの高い児に対する鎮静・抗痙攣薬

本文で書いたように，フェノバルビタールはデキサメタゾンの効果を著しく減じてしまう．そこで，子宮内感染などの慢性肺疾患が重症化するリスクの高い児を管理する場合，鎮静・抗痙攣目的でフェノバールは使用すべきではないと考えられる．

6章 ステロイド療法におけるピットホール

Column 25　CYP（チトクローム酵素 P450：Cytochrome P450）

　CYPは水酸化酵素で，肝臓における薬物代謝（解毒）の90％に関与している他，ステロイドホルモンの生合成，脂肪酸の代謝などにも関与している.

　CYPは，CYP1，CYP2，CYP3，CYP4ファミリーに分類される．この中で最も重要なものがCYP3ファミリーで，とりわけCYP3A4は全CYPの約30～50％を占め，多くの物質の代謝に関与している．また，副腎皮質ホルモンの代謝を司るのもこのCYP3A4である．

　CYP3A4の作用を誘導する薬剤には，抗菌薬のリファンシピリン（リファジン，リマクタン），抗痙攣薬のカルバマゼピン（テグレトール），フェノバルビタール（フェノバール），フェニトイン（アレビアチン，ヒダントール）がある．

Column 26　薬物代謝酵素活性による個別化医療

　ヒトの有する薬物代謝酵素は個人差があるため，同じ量の薬剤が同じ効果・副作用をもたらすとは限らない．そこで，個々のヒトの薬物代謝酵素活性が分かれば，より適切な量の薬剤が投与できる，すなわち個別化医療が可能となる．そこで，注目されているのが，個々の患者のCYP3A活性を測定する方法である．実は，その方法にコルチゾールの代謝が一役買っているのだ．

　コルチゾールはCYP3A酵素の1つ，6βヒドロキシラーゼによって，6βヒドロキシコルチゾールに分解される．そこで，被検者の血液を採取し，血中6βヒドロキシコルチゾールとコルチゾールの比をとると，CYP3A活性が推定できるというものである．

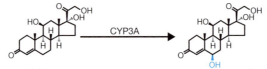

血中濃度比による活性評価

$$CYP3A活性 = \frac{血中6\beta ヒドロキシコルチゾール濃度}{血中コルチゾール濃度} 比$$

図　ヒトにおけるCYP3A酵素活性の評価方法

9 コルチゾールの代謝に及ぼすホルモンの影響

コルチゾールの不活化の経路としては，腎臓や脳における11βHSD2によるコルチゾンへの変換が有名だが，コルチゾールを不活化する酵素はこれだけではなく，コルチゾールの主たる代謝部位は肝臓である．コルチゾールは多彩な経路で代謝され，また，これらの代謝経路は種々のホルモンの影響を受ける．ここでは，コルチゾール代謝に及ぼす他のホルモンの影響を中心に述べる．

- 11βヒドロキシステロイドデヒドロゲナーゼ2（11βHSD2）

  コルチゾールをコルチゾンへと変換・不活化する最も代表的な酵素である．成長ホルモンによっても誘導される．このため，汎下垂体機能低下症患者にコルチゾールを補わず，成長ホルモン療法を開始すると，副腎不全を招く恐れがある．

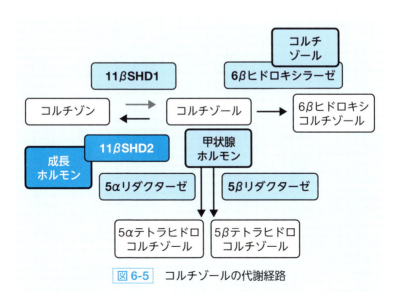

図6-5　コルチゾールの代謝経路

● 6βヒドロキシラーゼ

6βヒドロキシラーゼはコルチゾールを6βヒドロキシコルチゾールへと変換する．この酵素はコルチゾール自身によって誘導されるため，コルチゾールの過剰を防ぐ防御機構とも考えられる．

● 5α/5βリダクターゼ

これらの酵素はコルチゾールを5β-テトラヒドロコルチゾールおよび5α-テトラヒドロコルチゾールに変換するもので，甲状腺ホルモンによっても誘導される．このため，汎下垂体機能低下症患者にコルチゾールを補わず，甲状腺ホルモン療法を開始すると，副腎不全を招く恐れがある．

また近年，早産児において，レボサイロキシン（LT4）投与が相対的副腎不全を引き起こすのではという懸念が出ている（Kawaiら，2012）．甲状腺ホルモンがこの代謝系を介して，コルチゾールの不活化を促進する可能性を考えれば，当然起こりうる事象と考えられる．

◢ 文献

1. Kawai M, et al. Nation wide surveillance of circulatory collapse associated with levothyroxine administration in very-low-birth-weight infants in Japan. Pediatr Int 2012; 54: 177-181.
2. Takizawa F, et al. Two preterm infants with late onset circulatory collapse induced by levothyroxine sodium. Pediatr Int 2010; 52: e154-e157.
3. Yagasaki H, et al. Late-onset Circulatory Dysfunction After Thyroid Hormone Treatment in an Extremely Low Birth Weight Infant. J Pediatr Endocrinol Metab 2010; 23: 153-158.
4. Okada J, et al. Levothyroxine replacement therapy and refractory hypotension out of transitional period in preterm infants. Clin Endocrinol 2011; 74: 354-364.

10 コルチゾールの代謝に影響を与える因子

コルチゾール代謝には種々の因子が影響を与えることが知られている．薬剤の影響などは他項で触れるが，ここでは，重症な病態に陥った時のコルチゾール代謝についての論文を紹介する．

Boonenらは，以下のような興味深い論文を発表している（Boonenら，2013）．重篤な病態に陥ったヒトで副腎機能検査を行うと，ACTH低値・コルチゾール高値という結果が得られることが多い．これはコルチゾールのクリアランスが低下した結果，高コルチゾール血症を招き，その結果，ACTH分泌が抑制されているというものだ．

「この事実の持つ臨床的意義は不明である」と控えめなディスカッションで終わっている論文だが，重篤な病態下において，コルチゾール代謝系を抑制し（クリアランスを低下させ），血清コルチゾール値を高値に保っていると考えると興味深い．ただし，ACTHが抑制されてしまっている以上，それ以上のコルチゾール産生のup regulationは難しいことも予想される．

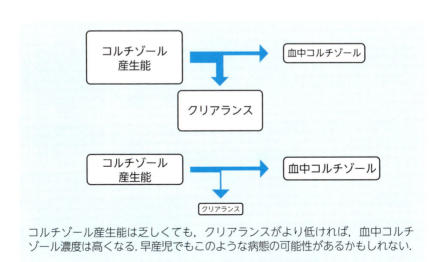

コルチゾール産生能は乏しくても，クリアランスがより低ければ，血中コルチゾール濃度は高くなる．早産児でもこのような病態の可能性があるかもしれない．

図6-6　高コルチゾール血症の原因？

なお，この論文を読んで興味深く感じたのは，コルチゾール高値・ACTH低値というのが早産児の早期新生児期の検査所見に合致することである（Niwaら，2013）．これに関する検討は十分なされていないが，成人の重篤な疾患と同様，コルチゾールの代謝系（クリアランス）が低下しているために生じているのかもしれない．

文献

1. Boonen E, et al. Reduced cortisol metabolism during critical illness. N Engl J Med 2013; 368: 1477-1488.
2. Niwa F, et al. Limited response to CRH stimulation tests at two weeks of age in preterm infants born at less than 30 weeks of gestational age. Clin Endocrinol (Oxf) 2013; 78: 724-729.

Column 27　新生児の薬物動態の特徴

　新生児の経口薬の消化管吸収は，胃液のpHが高く，胃内容排泄時間が長いため，脂溶性の薬物を除いて一般に吸収が悪い傾向にある．また，腸管吸収率も新生児では低い．薬の体内分布については，血清蛋白量が低いため，蛋白結合率が低いが，生後1〜3年で成人レベルになる．

　代謝活性は生後速やかに発達し，2〜3年で成人レベルになる酵素が多いが，例外も少なくない．CYP3A7の活性は生後直後に活性が高いために，基質となる薬のクリアランスに大きく影響する．抱合酵素活性については，硫酸抱合の発達は速く，グルクロン酸抱合の発達は遅い．酵素誘導能についての確かな報告はないようだが，CYPおよびUGTのいずれも成人よりも酵素誘導を受けやすいとされている．

　小児は成人に比し体重当たりの肝重量が大きいため，肝代謝の影響が大きいと考えられる．一方，薬の腎排泄能は新生児で未発達であり，生後2,3か月までは成人の半分以下であるため，有効量と中毒量の幅が狭いことに注意する必要があるが，生後1年程度で成人レベルになるらしい．

ステロイド療法による HPA axis の抑制

　コルチゾールの産生が HPA axis の negative feedback 機構によって調節されていることは周知の事実であり，外因性のグルココルチコイド製剤投与（＝ステロイド療法）がコルチゾール同様，HPA axis を抑制することは疑いがない．問題は，ステロイド療法中断後も HPA axis の抑制が持続し，副腎不全をきたす恐れがあるか，それとも，治療終了後は速やかな HPA axis の回復が期待できるかにある．

　Stewart らによると，3 週間以内のステロイド療法であれば，用法・用量に関わらず，HPA axis は速やかに抑制から回復するが，それ以上の長期使用を行った場合は慎重な漸減が必要だということだ．強い抑制からの回復には 6～9 か月を要するが，年齢が若い方が回復は早いとも書いてある．なお，プレドニン換算で 5～7.5 mg/日が生理的補充量であり，この量になるまでは慎重に減ずるべきだそうだ（Stewart ら，2011）．

　もちろん，これは成人に関する記載であり，鵜呑みにはできないが，新生児とりわけ早産児において，HPA axis の抑制をきたすステロイド療法の閾値量・期間は不明であり，これを参考にするほかない．ちなみに，プレドニン 5～7.5 mg/日はハイドロコーチゾン（HDC）に換算すると 20～30 mg/日である．成人の体重を 60 kg として考えると 0.3～0.5 mg/kg/日となる．

　ちなみに我々の NICU では，経験的に HDC 換算で 0.5 mg/kg/日まではゆっくり漸減し，ここまで減量できたら中止という方針をとっている．これまでのところ，このやり方でステロイド療法終了後に離脱症候群をきたしたことはないので，これらの報告と合致している．

　最後に，本書執筆中に貴重な報告がなされた．これは，在胎 28 週未満の超早産児に対して生後 24 時間以内に，HDC 投与群とプラセボ群にランダムに振り分けた後，HDC 群に対して 1 mg/kg/日（分 2）を 7 日間，その後 0.5 mg/kg/日（分 1）を 3 日間投与し，修正 36 週時点での BPD の有無を検討したスタディだが，HDC 終了 48 時間後に ACTH 負荷試験が実施されている．

結果は，このACTH負荷試験においてコルチゾール前値・頂値（30分値）に両群差がなかった．すなわち，少なくとも1 mg/kg/日（分2）×7日間，その後プラス0.5 mg/kg/日（分1）×3日間のHDC投与はHPA axisを抑制しないことが証明されたのだ（Baudら，2016）．

文献

1. Stewart PM, et al. The adrenal cortex. In: Melmed S, et al (eds.) Williams Textbook of Endocrinology. Saunders, 2011, pp496.
2. Baud O, et al. Effect of early low-dose hydrocortisone on survival without bronchopulmonary dysplasia in extremely preterm infants (PREMILOC): a double-blind, placebo-controlled, multicentre, randomised trial. Lancet 2016; 387: 1827-1836.
3. Ng PC, et al. Suppression and recovery of the hypothalamic function after high-dose corticosteroid treatment in preterm infants. Neonatology 2008; 94(3): 170-175.
4. Niwa F, et al. Limited response to CRH stimulation tests at two weeks of age in preterm infants born at less than 30 weeks of gestational age. Clin Endocrinol (Oxf) 2013; 78(5): 724-729.

12 ステロイドの昇圧作用・カテコラミン増強作用

　NICUで実施する昇圧治療の代表は，①容量負荷，②カテコラミン投与，③ステロイド投与の3つである．

　どれから実施するかについて明確な基準はないが，出生後早期の低血圧が容量不足によることは少なく，また過剰な容量負荷が心不全のリスクを増す危険性もあり，容量負荷は慎重に行う必要がある．そこで，しばしば選択されるのが，カテコラミン and/or ステロイド薬ということになる．

　本項では，主としてグルココルチコイドの昇圧作用の機序について概説する．グルココルチコイドは，①心拍出量を増加させる作用と，②末梢血管抵抗を上昇させる作用の2つの作用で血圧を上昇させる．なお，末梢血管抵抗の上昇には，ステロイドによる直接作用とカテコラミン増強作用の両者が関わっている．基本的には，ステロイドには心拍数を増加させる作用はない．

　グルココルチコイドのカテコラミン増強作用は①カテコラミン受容体の産生を促進し，②カテコラミン受容体の膜発現を促進することで発揮される．生体が低血圧に陥ると，カテコラミンの分泌が促進する．これは重要な生体の防御作用ではあるが，高カテコラミン状態におかれると，カテコラミン受

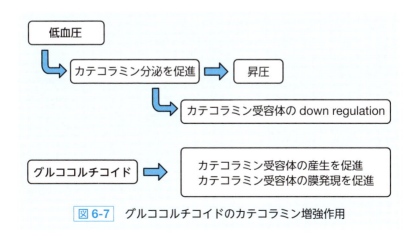

図 6-7　グルココルチコイドのカテコラミン増強作用

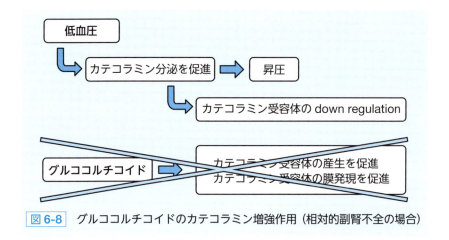

図 6-8　グルココルチコイドのカテコラミン増強作用（相対的副腎不全の場合）

容体は down regulate されてしまう．そこで，グルココルチコイドによるカテコラミン増強作用が重要となる．

　一方，相対的副腎不全に陥った場合はカテコラミンの受容体の down regulation が起こってしまい，カテコラミン不応性になってしまう．カテコラミン不応性低血圧に陥った児に，グルココルチコイドを投与すると，昇圧効果が得られるのは，このような機序も関与していると考えられる．

　早産児の低血圧に対するハイドロコーチゾンの効果について報告した Noori らの論文を紹介する（Noori ら，2006）．血圧を維持するために 15 mg/kg/分のドパミン投与を要する低血圧症例に対して，初回 2 mg/kg/回，以後 12 時間おきに 1 mg/kg/回（4 回まで）のハイドロコーチゾン（HDC）を投与した．2 時間後に昇圧が得られた症例は 18％に過ぎなかったが，6〜12 時間後には多くの症例で有意な血圧の上昇が確認された．これに伴い 12〜24 時間にはカテコラミンの減量が可能となり，48 時間後にはカテコラミン必要量は 80％近く減少したとのことである．

　この報告からも明らかなように，HDC 投与後の昇圧は（早くて 2 時間〜）6 時間ごろには出現することが多いため，このころまでに昇圧が得られなければ無効と判断し，次の手を考えるべきということになる．

文献

1. Noori S, et al. Hemodynamic changes after low-dosage hydrocortisone administration in vasopressor-treated preterm and term neonates. Pediatrics 2006; 118: 1456-1466.
2. Ng PC, et al. A double-blind, randomized, controlled study of a "stress dose" of hydrocortisone for rescue treatment of refractory hypotension in preterm infants. Pediatrics 2006; 117(2): 367-375.
3. Ng PC, et al. Transient adrenocortical insufficiency of prematurity and systemic hypotension in very low birthweight infants. Arch Dis Child Fetal Neonatal Ed 2004; 89(2): F119-126.
4. Seri I. Hydrocortisone and vasopressor-resistant shock in preterm neonates. Pediatrics 2006; 117(2): 516-518.

⑬ 吸入ステロイド

　ステロイド薬の投与経路の主体は，経静脈投与・経口投与だが，それに加えて，吸入を行っている施設もあるだろう．そういう筆者も，以前はしばしば吸入療法を行ったし，今も全く行わないわけではない．ただ，個人的には最近はあまり行わなくなった派である．その是非はさておき，ステロイド吸入療法の長所・短所をまとめてみよう．

● **ステロイド吸入療法の長所**
・全身性副作用が少ない．吸収量が少ないため，副腎抑制をきたしにくい．

● **ステロイド吸入療法の短所**
・経気管支・経肺胞からの吸収が無視できない可能性がある．
・肺胞に本当に届いているのかが不明であり，効果が不十分である．
・処置が煩雑である．

　以上が筆者の考える長所・短所である．その中で，ステロイド吸入療法は吸収されて，全身に副作用を及ぼすのか否か，の一点に絞って考えてみる．有名な論文なので，ご存知の方もいらっしゃるだろうが，2012年のN Engl J Medに載ったKellyらのスタディを紹介する（Kellyら，2012）．
　Childhood Asthma Management Programに参加した1041名の児を，プラセボ群を含む3群にランダムに振り分け，前方視的に観察し，成人身長を計測して吸入療法が成人身長に及ぼす影響を検討したものである．
　吸入療法は5～13歳から開始して，4～6年間継続．吸入療法の種類は以下の3種となっている．
　①ブデソニド群（400 μg/日）：281名
　②ネドクロミル群（16 mg/日）：285名
　③プラセボ群：377名
　結果は，ブデソニド群の成人身長はプラセボ群より1.2 cm低かった（有意差あり）（95％信頼区間，－1.9～－0.5, p=0.001）．ネドクロミル群の

成人身長はプラセボ群より0.2 cm低かったが，有意差は見られなかった（95％信頼区間，−1.9〜0.5, p＝0.61）．また，ブデソニド群の成人身長の低下は，投与開始後2年間の身長増加率の低下（−1.3 cm; 95％信頼区間，−1.7〜−0.9）と一致していたとのことである．

　それまで，ステロイド吸入療法による身長増加率の低下は最終身長とは関係しないと言われてきたが，Kellyらの検討では，吸入療法初期の慎重増加率の低下がそのまま成人身長の低下につながっていると結論づけられている．すなわち，ステロイドの吸収は有意な成長抑制をきたすということが判明した．

　小児科医の立場で考えると，ステロイド吸入療法で気管支喘息発作がコントロールできることと最終身長1.2 cmのマイナスを天秤にかけたら，どちらが重要かは難しい選択であろう．一方，早産児に対するステロイド吸入は一般に体重あたりの投与量が小児の気管支喘息に対する使用量より圧倒的に多い．また，気管挿管下の吸入療法ではより効率よくステロイドが体内に取り込まれることを考えると，決して，全身的作用は無視できない．これが，私が最近ステロイド吸入を好まなくなった理由である．

▲文献

1. Kelly HW, et al. Effect of inhaled glucocorticoids in childhood on adult height. N Engl J Med 2012; 367: 904-912.

Column 28　吸入ステロイドの効果について

　吸入ステロイドに関しては，私も以前使用していた時期があった．全身ステロイドよりは副作用が少なく，有効な症例があるのでは？との考えからである．しかし，コクランなどの報告を見ても有効性を示すものはなく，また実感としてもどうなのだろうか？という思いと，先ほど本文で書いたように，有効な症例は，実は全身作用（すなわち，吸収されたステロイドが作用しているだけ）では？と考えるようになったため，数年前から使用しなくなった（もちろん，これは単なる個人的な経験談である）．

　超早産児の生後早期のステロイド吸入療法に関する大規模スタディが一流誌に載ったので簡単に紹介しておく（Basslerら，2015）．

　在胎23週以上28週未満の856名の児の超早産児を，生後24時間以内にブデソニド（パルミコート®）群かプラセボ群に振り分け，おおよそ32週まで吸入療法の効果をみたスタディである．結果は，BPD発症率はステロイド吸入群が有意に低かったが（27.8％ vs. 38％〔p=0.004〕），死亡率は（有意ではないものの）ステロイド吸入群の方が高かった（16.9％ vs. 13.6％）というものである．

　結果も「？」だが，内容はもっと「？」である．まず，全体の死亡率が15.3％であること…23週〜27週でこの死亡率は高すぎるだろう．Postnatal steroidの使用率が30％程度で，両群に差はないが…その時期・量・使用目的などの検討がないことのはなぜ？吸入ステロイドよりインパクトがあると思うのだが…など，文句をつけたい点が山ほどある．

　で…一番わからないのが，なぜこれがNew Engl J Medに？？？ということである．

文献
1. Bassler D, et al. Early Inhaled Budesonide for the Prevention of Bronchopulmonary Dysplasia. New Engl J Med 2015; 373: 1497-1506.

HPA axis の評価方法とその解釈

1. 基礎値（コルチゾール・ACTH）

コルチゾール・ACTH はともにストレスに応じて分泌されるため，一定の基準を設定することが難しい．第 9 章相対的副腎不全の項において詳しく記すが，血清コルチゾールはストレス下では 30 μg/dL 以上になることも稀ではなく，ワンポイントのコルチゾール値で児の分泌能が正常か否かを判断することはできない．

加えて，ACTH は微量かつ不安定であるため，採血後速やかに冷却し，血漿を凍結保存する必要がある．一方，コルチゾールは比較的安定しているが，通常の免疫抗体法を用いた測定では，交差反応を受けることがあり，正確な測定にはガス・クロマトグラフィーなどの方法が欠かせない．

> **Column 29　コルチゾール値の単位**
>
> 日本では専ら「μg/dL」で表記するが，海外では「nmol/L」という単位がよく使用される．換算は，1 μg/dL＝27.59 nmol/L で，1 nmol/L＝0.03625 μg/dL で行う．これは，コルチゾールの分子量が 362.47 であるためである．
> つまり，10 μg/dL≒275 nmol/L と覚えておけばよい．

また，ステロイド療法中は使用しているステロイド薬の交差反応にも注意が必要である．以下，代表的なステロイド薬との交叉反応率を示す．

表 6-4　各種ステロイド薬とコルチゾールの交叉反応率

薬剤名	交叉反応率（%）
ハイドロコーチゾン	100
プレドニゾロン	30〜70
コルチゾン	4.2
プレドニン	2
6-メチルプレドニゾロン	1.8
デキサメタゾン	<0.1

2. インスリン低血糖試験

0.1 U/kg（下垂体機能低下や副腎機能低下が疑われる時には 0.05 U/kg）のインスリンを投与し，低血糖にすることによって，視床下部を介する GH 系，副腎皮質系の反応をみる検査である．信頼性の高い検査だが，倫理的な問題から新生児・早産児の副腎皮質機能検査としては行いにくい．

成人における副腎系の正常値は，ACTH は 30～60 分で頂値をとり，前値の 2 倍以上である．コルチゾールは前値の 2 倍以上，かつ 8～20 μg/dL 以上とされる．ただし，早産児・新生児における基準値は明らかではない．

3. ACTH 負荷試験

原発性副腎不全の診断で最も良く用いられる検査で，成人では 250 μg の ACTH（新生児では 1 μg/kg あるいは 0.5 μg/回などの報告がある）を投与し，コルチゾールの反応をみる．負荷後 30～60 分後のコルチゾール値が 18 μg/dL 以上であれば正常反応とすることが多いが，これも早産児・新生児における基準値は明らかではない．

4. CRH 負荷試験

1.5 μg/kg の CRH を投与し，ACTH，コルチゾールをみる検査である．下垂体の障害が疑われる場合には ACTH 負荷試験では診断できないため，CRH 負荷試験が適応となる．種々の判定基準が提唱されているが，必ずしもコンセンサスは得られていない．健常者では ACTH が前値の 1.5 倍以上，コルチゾールが約 5 μg/dL 以上上昇するとの考えもある．本検査においても，早産児・新生児における基準値は明らかではない．

文献

1. Niwa F, et al. Limited response to CRH stimulation tests at 2 weeks of age in preterm infants born at less than 30 weeks of gestational age. Clin Endocrinol (Oxf) 2013; 78: 724-729.
2. Matsukura T, et al. Diagnostic value of salivary cortisol in the CRH stimulation test in premature infants. J Clin Endocrinol Metab 2012; 97: 890-896.
3. Watterberg KL, et al. Effect of dose on response to adrenocorticotropin in extremely low birth weight infants. J Clin Endocrinol Metab 2005; 90: 6380-6385.
4. Ng PC, et al. Reference ranges and factors affecting the human corticotropin-releasing hormone test in preterm, very low birth weight infants. J Clin Endocrinol Metab 2002; 87: 4621-4628.
5. Huysman MW, et al. Adrenal function in sick very preterm infants. Pediatric Res 2000; 48: 629-633.
6. Bolt RJ, et al. Maturity of the adrenal cortex in very preterm infants is related to gestational age. Pediatr Res 2002; 52: 405-410.
7. Iwanaga K, et al. Corticotropin-releasing hormone stimulation tests for the infants with relative adrenal insufficiency. Clin Endocrinol (Oxf) 2017; 87: 660-664.

7章

コルチゾールの日内変動

1 コルチゾールの日内リズム

　内分泌系，すなわちホルモン分泌には日内変動のリズムを有するものが少なくない．夜にピークを有する日内リズムを持つホルモンの代表は，メラトニン（Kennawayら，1996）・成長ホルモンであるが，早朝（明け方）にピークを有する日内リズムを持つホルモンと言えば，コルチゾールである．

　メラトニンは睡眠の誘導に重要な働きを有しており，成長ホルモンは夜間に身長増進を図っていると考えられている．しかしながら，コルチゾールが早朝にピークを持つ意義は明確ではない．コルチゾールの早朝のピークは朝の寝覚めを良くし，朝から活動的な生活を送るうえで重要なリズムだという説がある．しかし，これは確立した概念ではなく，Benedictらは，コルチゾールが早朝に高値になるのは，血糖維持機構によるもので，睡眠リズムとは関係していないと報告している．これは，夕食から時間が経つと血糖値が下がり，異化を亢進し，糖新生を促す必要が生じるためだとの説である（Benedictら，2009）．コルチゾールの日内リズムに合目的な意義を見出したい者にとってはあまり魅力的な説ではないが，シンプルで的を得た意見という気もする．

　理由はともかく，早朝優位のコルチゾールの日内リズムは生後早期の新生児にはなく，ある程度の期間，子宮外生活を経験した後に出現してくる．その出現時期に関しては，数多くの研究があるが，生後2〜3か月頃に出現するとする報告が多い（Santiagoら，1996；de Weerthら，2003；Antoniniら，2000）．

　Grunnarらはコルチゾールの日内リズムは少なくとも学童期まで成熟し続けると報告しているが（Grunnarら，2002），おそらく生後2〜3か月

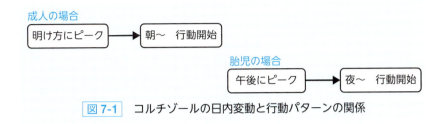

図 7-1　コルチゾールの日内変動と行動パターンの関係

にはリズムとして出現し，その後，数年間はよりピークが鮮明化していくと理解するのが正しいと考えられる．

　また，コルチゾールの日内リズムの出現時期を規定するのが，遺伝的な因子によるものか，環境因子によるものかに関しては，Custodioらの報告がある．彼らはMD twinとDD twinにおけるコルチゾールの日内リズムの出現に関して検討した結果，MD，DD twinともにほぼ同時期にリズムが出現しており，遺伝的背景よりも環境因子，照明の日夜リズムや周囲の家族の生活リズムなどの方が大きく影響すると結論している（Custodioら，2007）．

　それでは，生後2か月までの児にはコルチゾールの日内リズムは存在しないのだろうか？実は，胎児期にもコルチゾールの日内リズムはすでに存在している．しかし，これは，母体・成人のリズムとは異なり，午前0〜6時が最も低値で，正午〜午後6時にピークが来るそうだ（Seron-Ferreら，2001）．

　その理由は明らかではないが，胎児が日中眠りあまり動かず，夜間によく動くといった行動パターンを考えると，納得がいく結果である．なぜなら，午後にコルチゾールのピークを持ち，夜に活動する胎児は，早朝にコルチゾールのピークを持ち朝から行動を開始する成人とパラレルな関係にあるからである．

　次の疑問は，出生後の早期新生児期はどうかである．Iwataらの報告では，生後数日間は，生後3時間頃に最初のピークがあり，その後24時間周期のリズムが見られる．このリズムは，その後消失する一過性のリズムだそうだ（Iwataら，2013）．

　この過渡期のリズムの意義は不明だが，胎児期のリズムが，出生という大

きなイベントの影響を受け，変調したということだろうか？なお，その後このリズムは一旦，不明瞭となった後，2〜3か月後には成人に似た早朝にピークを有するリズムへと移り変わっていくのは，先に述べたとおりである．

　以上が正期産児のコルチゾールリズムの形成過程だが，早産児ではどうなのだろうか？早産児に関しても，いくつかの報告があるが，結論から言うと，34週未満で出生した早産児でも，出生後2〜3か月頃には早朝優位のパターンが出現するようだ（Santiagoら，1996）．ただし，超早産児のように，生後2〜3か月が経っても未だ出生予定日に達していないような児も同じか？といった疑問に関しては，今後の検討が必要であろう．

文献

1. Kennaway DJ, et al. Factors influencing the development of melatonin rhythmicity in humans. J Cli Endocrinol Metab 1996; 81: 1525-1532.
2. Benedict C, et al. Early morning rise in hypothalamic-pituitary-adrenal activity: a role for maintaining the brain's energy balance. Psychoneuroendocrinology 2009; 34: 455-462.
3. Santiago LB, et al. Longitudinal evaluation of the development of salivary cortisol circadian rhythm in infancy. Clin Endocrinol (Oxf) 1996; 44: 157-161.
4. de Weerth C, et al. Development of cortisol circadian rhythm in infancy. Early Hum Dev 2003; 73: 39-52.
5. Antonini SR, et al. The emergence of salivary cortisol circadian rhythm and its relationship to sleep activity in preterm infants. Clin Endocrinol (Oxf) 2000; 52:423-426.
6. Grunnar MR, et al. Social regulation of the cortisol levels in early human development. Psychoneuroendocrinology 2002; 27: 199-220.
7. Custodio RJ, et al. The emergence of the cortisol circadian rhythm in monozygotic and dizygotic twins: the twin-pair synchrony. Clin Endocrinol (Oxf) 2007; 66: 192-197.
8. Seron-Ferre M, et al. Twenty-four-hour pattern of cortisol in the human fetus at term. Am J Obstet Gynecol 2001; 184: 1278-1283.
9. Iwata O, et al. Diurnal cortisol changes in newborn infants suggesting entrainment of peripheral circadian clock in utero and at birth. J Clin Endocrinol Metab 2013; 98: E25-E32.

8章

妊娠中の母体ストレス

1 母体のストレスが児に及ぼす影響

　精神科・脳科学の領域の論文には，母親のストレスが児の発達に影響を及ぼすといった報告が多数ある．本項では，母体のストレスについて考えてみる．最初に，この領域の論文を少し紹介する．

　Bergmanらは，妊娠中に強いストレスを受けた母体から出生した子どもは発達障害のリスクが高く，恐怖心が強いことを報告しており（Bergmanら，2007），Malaspinaらは，ヒト妊婦の急性のストレスは，出生する児の統合失調症の発症と強い相関をもつと報告している（Malaspinaら，2008）．たとえば，妊娠中，パートナーと死別するなどの大きなストレスを受けると，そのストレスは妊婦のみならず，胎児にも影響を及ぼし，その影響は出生する児が成人するまで持続するというのである．

　また，出生後母子分離を余儀なくされると，その児は成長後のコルチゾールの日内リズムが乱れるといった報告もある（Kumariら，2013）．最初このような論文に出会った時，妊婦の気持ちが胎児に伝わり，それが胎児にとって致命的な心の傷になる…出生後の母子分離がHPA axisに影響する…そんな馬鹿なことがある訳ない，眉唾！と思ったのが，正直なところである．

　このような事象はRCTで証明できるわけもなく，主観的な論文であり，科学的でない側面が残るのも間違いない．しかし，このような事象は，動物実験でも数多く報告されており，一概に無視するわけにはいかないようである．

　Weinstockは成人がストレスを受けた際に気分・情動行動に影響を受けるのと同様，動物実験では，子宮内で受けたストレスが児に鬱状態を引き起

こしたすとともに，不安感を引き起こすことを報告している（Weinstockら，2005）．では，なぜ妊婦の心が胎児に伝わるのか？そこに登場するのが，コルチゾールを代表とするストレスホルモンである．妊婦が強いストレスを受けると母体の血中コルチゾール濃度が高まり，それが胎児に移行して，胎児の脳に影響するというのが，この領域の現在の通説となっている．

　Emackらは，ストレスが母児のコルチゾール値，児の発達に及ぼす影響を報告している．妊娠後半および授乳期の慢性的な母体へのストレスがギニア・ピッグの出生児の行動およびHPA axisに及ぼす影響について検討したもので，ストレスの方法としては，「暗い部屋で突然光を照らすといった環境のストレス」「見知らぬメスの小屋に入れるといった社会的ストレス」「寝床に飼料を混ぜ終日与える食事の強制」「1日10時間，食事から隔離する間欠的な食事」といった方法をとっている．
　その結果，慢性的にストレスを与え続けられた母獣の唾液コルチゾール値は対象群に比して有意に高く，出生児も唾液コルチゾールの基礎値が高かった．しかし，特徴的なことに，児においては，刺激が加わった際のHPA axisの反応が鈍く，ストレスに対する応答が低下していた．加えて，出生した児のうち男児では，出生体重・出生後の体重増加が有意に劣っており，活動性も乏しく，鬱傾向を認めた（Emackら，2008）．
　このように，Emackらは妊娠中の母体へのストレスがHPA axisを介して，児の成長発達に影響したと報告しているが，同様の報告は少なくない．しかし，このような報告だけでは，ストレスがHPA axisに影響すること，児の成長発達に影響することは認めるにしても，HPA axisの変化と児の障害に因果関係があるかに関しては論じることはできない．

　学習・記憶に重要な海馬にはグルココルチコイド受容体が多数存在し，出生前にストレスを受けたラットでは，海馬が小さく，神経細胞数の減少・シナプス結合の減少が見られるという病理学的な変化が報告されている（Cerqueiraら，2008）．同様に，妊娠後期にデキサメタゾンを投与された母獣から出生したラットでは，Nacc（Nucleus accumbens）の細胞数の減少，Naccへのドパミン作動性ニューロン数の減少，VTA（Ventral tegmental area)の細胞分裂の減少が見られるといった報告もある（Leãoら，2007）．これらの報告を合わせて考えると，周産期の母体へのストレスがステロイド過剰を招き，それに曝露された胎児の脳細胞が障害されることが一連の流れとして理解されるのである．

　ここで1つ気になるのが，胎盤はコルチゾールのバリアであり，母体のコルチゾールは胎盤で不活化されるため，胎児には直接は影響しないということである．この理屈に従えば，たとえ母体のストレスによって，母体血中コルチゾール濃度が高値をとったとしても，胎児はその影響から免れるはずである．
　しかし，このバリアの存在を怪しくする報告がある．O'Donnellは，精神的なストレスを受けた母体の胎盤はコルチゾール透過性が亢進すると報告している（O'Donnellら，2012）．加えて，母体の高コルチゾール状態は胎盤のCRHを亢進させ，その結果，胎児のコルチゾール産生を促進する（Beijersら，2014）という報告もある．このような報告を考えると，母体へのストレスが強くなり母体のコルチゾールが高値をとるような状況になった時，もはや胎盤はバリアとして働いていないのかもしれない．
　以上を考え合わせると，周産期の母体へのストレスがステロイド過剰を招き，それに曝露された胎児の脳細胞が障害されるという考えは十分納得のいく説だと認めざるを得ない．また，このようなステロイドによって，胎児が影響を受け，その結果として児の生涯にわたる疾患が規定されるという概念は，ステロイド・プログラミング仮説とも呼ばれている．

Column 30　動物におけるストレス実験とNICU

　本文で紹介したEmackらの論文におけるストレスの方法を読んでどう思われただろうか？
　「暗い部屋で突然光を照らすといった環境のストレス」，「見知らぬメスの小屋に入れるといった社会的ストレス」，「寝床に飼料を混ぜ終日与える食事の強制」，「1日10時間，食事から隔離する間歇的な食事」…これってまるで，NICUのことではという気になったのは私だけだろうか？

文献

1. Bergman K, et al. Maternal stress during pregnancy predicts cognitive ability and fearfulness in infancy. J Am Acad Child Adolesc Psychiatry 2007; 46: 1454-1463.
2. Malaspina D, et al. Acute maternal stress in pregnancy and schizophrenia in offspring: a cohort prospective study. BMC Psychiatry 2008; 8: 71.
3. Kumari M, et al. Maternal separation in childhood and diurnal cortisol patterns in mid-life: findings from the Whitehall II study. Psychol Med 2013; 43: 633-643.
4. Weinstock M. The potential influence of maternal stress hormones on development and mental health of the offspring. Brain Behav Immun 2005; 19: 296-308.
5. Emack J, et al. Chronic maternal stress affects growth, behavior and HPA function in juvenile offspring. Horm Behav 2008; 54: 514-520.
6. Cerqueira JJ, et al. The stressed prefrontal cortex. Left? Right! Brain Behav Immun 2008; 22: 630-638.
7. Leão P, et al. Programming effects of antenatal dexamethasone in the developing mesolimbic pathways. Synapse 2007; 61: 40-49.
8. O'Donnell KJ, et al. Maternal prenatal anxiety and downregulation of placental 11 β-HSD2. Psychoneuroendocrinology 2012; 37: 818-826.
9. Beijers R, et al. Mechanisms underlying the effects of prenatal psychological stress on child outcomes: beyond the HPA axis. Eur Child Adolesc Psychiatry 2014; 23: 943-956.

ワーズワースとステロイド・プライミング仮説

My Heart Leaps Up -William Wordsworth

"My heart leaps up when I behold
A rainbow in the sky.
So was it when my life began;
So is it now I am a man;
So be it when I grow old,
Or let me die!
The Child is father of the Man;
And I could wish my days to be
Bound each to each by natural piety."

　これは有名なワーズワースの詩である．その一節に"The Child is father of the Man"とある．直訳すれば，「子どもは大人の父なり」となる．どう解釈するかは，いろいろな意見があるが，「子ども時代の心が基調となって，大人の思想・感情が生み出される」とも取れる．
　すなわち，「胎児期〜小児期の経験をもとに形成された子どもの心が，生涯の思想・感情を生み出す」と解釈すると，我々が考えているような「胎児期〜新生児期のストレスがHPA axisに影響し，その結果ステロイドの過剰曝露を受けることが，ヒトの発達・情動など高次脳機能に影響する」というステロイド・プライミング仮説はワーズワースの考えと合致するものと言えよう．日本でいう「3つ子の魂百まで」も，同じことか…

　なお，ステロイド・プライミングには様々な機序が想定されているが，その1つにグルココルチコイド受容体のプロモーター領域のメチル化といった説がある．遺伝子のメチル化はImprintingの代表的なものだが，メチル化を受けた遺伝子はその発現が抑制されるというものである．種々の周産期のストレスが，グルココルチコイド受容体のプロモーターのメチル化を生じ

させ，それによって受容体の発現量を調節し，グルココルチコイド作用を修飾するという考えである．詩で歌われたことが遺伝子レベルで解明される日も近いのかもしれない（Tureckiら，2016）．

文献

1. Turecki G, et al. Effects of the Social Environment and Stress on Glucocorticoid Receptor Gene Methylation: A Systemic Review. Biol Psychiatry 2016; 79: 87-96.

Column 31　DNAのメチル化

　DNAのCpG配列の炭素原子にメチル基がつくのがDNAメチル化である．遺伝子を使うか使わないかを制御している部分（プロモーター）がメチル化されると，その遺伝子は働かなくなる．DNAメチル化は，ヒトのように複雑な生物の身体を正確に形づくるために必須の仕組みである．

　すべての体細胞は同じDNAを有しているが，臓器によって発現する遺伝子は異なる．このように細胞の種類を決めることに，DNAのメチル化が重要な役割を担っている．加えて，遺伝子が父親由来か母親由来かによって発現の仕方が異なるという「ゲノムインプリンティング」という現象や，女性が持っている2つのX染色体のうち1つが不活性化される「X染色体不活性化」にも深く関わっている．近年，胎児期の環境因子が，DNAのメチル化に影響し，その結果長期にわたる健康に影響しているという報告が相次ぎ，注目を集めている．

9章 相対的副腎不全

1 副腎不全の臨床症状・検査所見

　本項では，典型的な副腎不全の臨床症状・検査所見を示す．ここで記す症状は新生児に限ったものではないため，新生児には当てはまらない表現があることをご容赦願いたい．

1. 副腎不全の典型的な症状

- 哺乳不良・悪心・嘔吐
- 意識障害・痙攣
- 循環虚脱・ショック
- 発熱
- 呼吸不全・呼吸困難・チアノーゼ
- 下痢・消化管出血・腹痛　　　　など

2. 副腎不全の典型的な検査所見

- 血清コルチゾール低値
- 低Na血症
- 低血糖
- 高K血症
- BUN，クレアチニンの上昇　　　など

　上記の症状・検査所見はほぼ頻度順に並べてある．哺乳不良・意識障害・

循環虚脱などは特に頻度の高い【＞60％】症状であり，コルチゾール低値・低 Na 血症などは特に頻度の高い【＞60％】検査所見である．言い換えると，低血糖・高 K 血症などは副腎不全の症状として有名だが，実際の頻度は10〜30％程度に過ぎないとされている．

　晩期循環不全で「循環虚脱・ショックや呼吸状態の悪化・低 Na 血症など」の所見から，副腎不全の関与が疑われていることが，ここに記した臨床症状からも理解できることと思う．

Column 32　副腎不全（グルココルチコイド不足）に対するハイドロコーチゾンの補充量（維持量）

- 先天性副腎過形成症（CAH）の場合
  - ▶新生児期〜乳児期　　　　　10〜20 mg/m^2/日
  - ▶幼児期以降　　　　　　　　10〜15 mg/m^2/日
- 中枢性副腎機能低下症の場合
  - ▶全年齢を通して　　　　　　5〜10 mg/m^2/日

ここに示したように，CAH のハイドロコーチゾン必要量は中枢性副腎不全に比して多い．これは CAH に対する HDC の投与量は生理的補充量ではなく，ACTH 分泌を抑制するための薬理的用量なのだということを意味している．

成人における相対的副腎不全

　新生児医療における相対的副腎不全に基づく病態に関しては，項を変えて詳述するが，診断が困難であることもあって，はっきりとしたエビデンスに乏しいのが実際のところである．一方，成人領域では，相対的副腎不全に関しては，多くの報告があるため，まずは成人領域における「相対的副腎不全」に関しての報告を概観する（Fernandez ら，2009）．

　「相対的副腎不全」とは，ストレスに見合うだけの十分なコルチゾールがないことによる病態と理解されている．では一体どのくらいのコルチゾールがあれば十分なのかだろうか？健常なヒト（成人）においては，安静時の血清コルチゾール値は 15 μg/dL 未満であり，1日のコルチゾール産生能は 5～10 mg/m^2 だとされている（Lamberts ら，1997）．一方，大きな外科手術を受けた場合には，その産生量は 150 mg/m^2 にも達するという．
　このように，ストレスの程度によって，コルチゾール産生能は著しく異なる．そのため，「ストレスに見合うだけのコルチゾール量」というのは，概念としては理解できるが，実際どの程度のストレスを受けた時にどの程度の血清コルチゾールがあれば十分か？すなわち「ストレスに見合うか？」と言われると，明確な答えを出すことは難しい．

　相対的副腎不全が関係していると考えられる病態の代表の1つが，敗血症性ショックである．敗血症による炎症性サイトカインによって全身性の炎症反応が生じ，その結果，心収縮力の低下・キャピラリーリーク（毛細血管からの漏出）症候群が起こり，循環虚脱が引き起こされる．しかし，グルココルチコイドの投与が炎症反応を抑制し，循環虚脱を防ぐことから，本病態は「相対的副腎不全」が関与していると考えられている．
　その他，代表的なものの1つに，手術後のショックがある．術後にグルココルチコイドを投与すると，循環虚脱が防げるといった報告も数多く存在するため，この病態も相対的副腎不全によるものと考えられている．このように，感染症・外科手術・その他，種々の重篤な疾患において，相対的副腎不

全が生じ，グルココルチコイド投与がこれを改善するといった報告が多くみられている．

とりわけ，敗血症時に生じる「キャピラリーリーク症候群」の臨床像は，「早産児晩期循環不全」と徴候がオーバーラップしており，晩期循環不全を「相対的副腎不全」によるものと考える，大きな根拠の1つとなっている．

なお，成人領域でも「相対的副腎不全」に関する報告が多いが，実際には，「グルココルチコイドを投与したら改善した」から「相対的副腎不全だ」…といった論調のものも多く，新生児領域だけが特別なわけではないのも事実である．

文献

1. Fernandez EF, et al. Relative adrenal insufficiency in the preterm and term infant. J Perinatol 2009; 29: S44-S49.
2. Lamberts SW, et al. Corticosteroid therapy in severe illness. N Engl J Med 1997; 337: 1285-1292.

相対的副腎不全による病態（晩期循環不全）

1. 早産児晩期循環不全症の疾患概念

　晩期循環不全は急性期離脱後循環不全とも呼ばれる病態で，2000年以降，本邦において報告が急速に増えた早産児の合併症である．明確な定義は存在しないが，出生直後の循環動態が不安定な時期（早期新生児期）を乗り越え，全身状態が安定した後に，突然，低血圧・低ナトリウム無血症・浮腫などの症状を呈し，乏尿（あるいは尿量低下）に陥る病態というのが一般的である．
　低血糖症・高カリウム血症を呈するという報告もあるが，これらの所見は必須ではない．なお，脱水・敗血症・壊死性腸炎・大量失血・症候性動脈管

表9-1　早産児晩期循環不全の診断基準（新生児内分泌研究会2007）

A. 出生後数日以上を経過し，
B. 呼吸循環動態が落ち着いた時期が存在した後，
C. 明らかな原因なく，
D. 突然以下のエピソードのいずれか1つ（血圧低下もしくは尿量減少）を認め，
E. 昇圧治療を要した例

エピソードとは
1. 血圧の低下：繰り返し測定した血圧（収縮期もしくは平均血圧）がそれまでおおよそ80％未満に低下
2. 尿量の減少（以下の3項目のいずれか）
　 a）8時間の尿量が，半量未満に減少
　 b）8時間の尿量が1 mL/kg/h 未満に減少
　 c）4時間排尿が確認できない（ただし尿閉は除外する）

なお，明らかな原因とは，失血，敗血症，症候性PDA，IVH，NECなど循環動態に影響を及ぼすと考えられる病態をさす．また本病態は下記の参考所見を合併することが多く，診断の参考とする．

参考所見
1）胸部X線所見：肺水腫様変化
2）Na＜130 mEq/L または Na値 5 mEq/L 以上の急な低下
3）K＞5.5 mEq/L
4）15 g/kg/日（または1.5％/日）を超える体重増加

開存症など，循環動態の急変を説明しうる明らかな直接病因がある場合は，通常，晩期循環不全とは呼ばない．

　治療に関しては，容量負荷・カテコラミン投与に反応せず，グルココルチコイド投与に反応する例が多く，これらの治療に対する反応性を含めて，晩期循環不全と考える意見もある．**表 9-1** に 2007 年に新生児内分泌研究会が，本邦初の全国調査を行った際の診断基準を載せる．これには容量負荷不応性・ステロイド反応性といった治療に関する記載はなく，輸液量不足による脱水症だけでもこの基準を満たす可能性があることから，もう少し疾患概念を限定する方が良いだろう．

2. 早産児晩期循環不全症の病態

　晩期循環不全の病態は未だ解明されていないが，相対的副腎不全の関与が強く疑われている．東京女子医大のグループは，早産児では副腎皮質の 3β ヒドロキシステロイドデヒドロゲナーゼ（3βHSD）活性が低いため，コルチゾールの産生能が弱く，コルチゾール必要量が増大した場合に，容易に相対的副腎不全に陥るという考えを提唱しており，晩期循環不全症例において，3βHSD 酵素反応の前駆物質が増加している症例を報告している（Matsumoto ら，2008）．一方，晩期循環不全の発症には中枢性副腎機能低下すなわち，ACTH 分泌不全が関与している可能性についてもいくつかの報告があり（Matsumoto ら，2008；山田ら，2005），その機序は 1 つではない可能性がある．

　早産児の副腎機能の未熟性を背景に，我々は，晩期循環不全症の病態生理を **図 9-1** のように考えている（河井ら，2008；Kawai，2017）．この病態生理の要点は以下のとおりである．

- 近年の早期授乳・母乳推進などの栄養法の普及により，経腸栄養の早期確立が得られるようになったが，経腸栄養による腸管血流の増加は，腸管血流の増加を招き，有効循環血液量の減少をきたしうる．
- 高頻度振動換気（HFO）による呼吸管理は，胸腔内圧の上昇をもたらし，心還流血液量の減少を招きうる．
- 近年，超早産児の救命率が上昇したが，このような未熟性の強い児では，

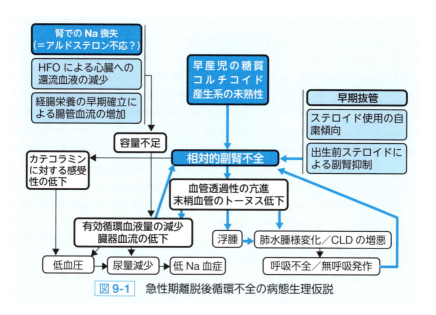

図 9-1　急性期離脱後循環不全の病態生理仮説

腎からのナトリウム排泄が多く，容量不足を生じやすい．
- 単なる容量不足であれば，容量負荷で循環の改善が得られるはずだが，晩期循環不全では浮腫が増強するのみで，有効循環血液量の改善は得られない．
- 有効循環血液量が不足しているにもかかわらず，末梢浮腫を生じるには，血管透過性の亢進の存在が欠かせない．
- 血管透過性の亢進・カテコラミン不応性といった晩期循環不全症の基本病態を説明できる単一の要因として「相対的副腎不全」が最も考えやすい．
- 超早産児の増加に伴い，慢性肺疾患に対する意識が高まり，早期抜管を実施するとともに，ステロイド薬投与を自粛する傾向が強まってきた．

3. 本邦での早産児晩期循環不全症の発症状況

早産児晩期循環不全症の診断は，表 9-1 に記したような臨床症状に加えて，超音波検査における拡張期の臓器血流の減少（途絶・逆流など）や，胸

部X線におけるHazy Lung所見が有用だと報告されている．また，少量のハイドロコーチゾン投与（1 mg/kg/回程度）に対する反応性で診断するなど種々の意見がある．しかし，広くコンセンサスの得られた診断法はなく，とりわけ，相対的副腎不全の存在を証明する手立てはないのが現状である．

このように，早産児晩期循環不全症の診断・定義が曖昧だという背景から，本症の絶対的な疾患頻度を求めることはできない．しかし，本邦における発症率の推移，発症のリスク因子に関する報告はすでにいくつか出されている．

我々，新生児内分泌研究会が2006〜2008年の極低出生体重児を対象に行ったアンケート調査では，晩期循環不全の発症頻度は極低出生体重児全般では6.3％，内訳は出生体重1000 g未満の超低出生体重児では11.6％，出生体重1000〜1499 gの児では1.9％であり，超出生体重児において発症頻度が著しく高いことを報告した（Kawaiら，2012）．また，極低出生体重児に関するNeonatal Research Networkのデータからは，晩期循環不全症の頻度は2003年以降，年々増加しており，2008年には8.9％であったことが報告されている（Kusudaら，2012）．

両報告は別のデータソースからの報告であり，また疾患の定義が異なるため，両者を単純に比較することはできない．しかし，早産児晩期循環不全症は未熟性の強い超低出生体重児に発症リスクが高いこと，本邦において年々発症率が増加していることは疑いがない．

これまでの報告の中でも触れられているが，晩期循環不全は施設によって発症率が大きく異なる．超低出生児に限っても，施設によってその発症率はほぼ0％から40％以上と大きく異なっている．このことは，晩期循環不全症の発症が，入院患者のプロフィール・施設による管理方法などに大きく左右されることを示している．具体的には以下のような因子の影響が考えられる．

● 母体因子
・出生前ステロイドの有無
・SGA児／胎児発育不全の児が多いか？ AGA早産児が多いか？
・切迫早産治療をどこまで強力に行うか？どのような薬剤を用いるか？

3 相対的副腎不全による病態（晩期循環不全）

● 出生後の管理に伴う因子
- 水分／電解質管理
- 栄養管理（経腸栄養・経静脈栄養）
- 呼吸管理（人工呼吸器のモード／設定，その他）
- 循環管理（水分量・昇圧薬・動脈管治療，その他）
- ステロイド投与基準

　これらの因子は全て，図 9-1 に記した晩期循環不全の発症要因となりうるものであり，これらが晩期循環不全の発症率の施設間格差に影響を及ぼしていることは，おそらく間違いがないだろう．その中でも，出生前ステロイド・出生後のステロイドの開始基準はとりわけ大きな影響を及ぼし得ると私は考えている．なぜなら，早期にステロイドを投与すれば，相対的副腎不全が生じにくくなることは当然であり，逆に，ステロイドをなるべく投与しない管理をすれば，当然相対的副腎不全の発症リスクは高まると考えられるからである．

文献

1. Masumoto K, et al. Comparison of serum cortisol concentrations in preterm infants with or without late-onset circulatory collapse due to adrenal insufficiency of prematurity. Pediatr Res 2008; 63: 686-690.
2. 山田恭聖ら．超早産児急性期離脱後の低血圧症における下垂体副腎機能低下．日本未熟児新生児学会雑誌 2005; 17: 99-106.
3. 河井昌彦ら．新生児内分泌疾患マス・スクリーニング今後の課題—早産児の晩期循環不全—．ホルモンと臨床 2008; 56: 949-954.
4. Kawai M. Late-onset circulatory collapse of prematurity. Pediatr Int 2017; 59: 391-396.
5. Kawai M, et al. Nationwide surveillance of circulatory collapse associated with levothyroxine administration in very-low-birthweight infants in Japan. Pediatr Int 2012; 54: 177-181.
6. Kusuda S, et al. Trends in morbidity and mortality among very-low-birth-weight infants from 2003 to 2008 in Japan. Pediatr Res 2012; 72: 531-538.

相対的副腎不全による病態（慢性肺疾患）

　早産児においてもう1つ相対的副腎不全との関連が疑われている病態があり，それが慢性肺疾患（chronic lung disease; CLD）である．この考えは，Watterbergらが1990年代に報告した論文に基づいており，彼らの報告のいくつかを紹介する．

(1) 極低出生体重児に日齢5～7日にACTH負荷試験を実施した結果，コルチゾールの上昇幅が少ない児は，後に気管支肺異形成（bronchopulmonary dysplasia; BPD）の発症率が高いことが明らかとなった（Watterbergら，1995）．

(2) 超低出生体重児に日齢15～19にACTH負荷試験を実施した結果，CLDを発症する児は，コルチゾールの前駆物質の産生は高いが，コルチゾールそのものの産生は乏しいということが分かった．すなわち，コルチゾール産生系の障害を有する児（コルチゾール産生系が未熟な児）がCLDを発症しやすいと考えられる（Watterbergら，2001）．

　このような論文の結果を見ると，コルチゾール産生系の乏しさとCLDの発症が関連するのか，という気になるが，これらの論文は，そのQualityに問題がある．例えば，2つ目の超低出生体重児に関する論文だが，これは，出生体重500～999 gの児を対象としたRCTである．このスタディでは，生後12～48時間からHDCあるいはプラセボの投与を開始しており（HDC 1.0 mg/kg/日〔分2〕×9日間，その後0.5 mg/kg/日×3日間），HDC投与終了後3日目にACTH負荷試験をしたものである．すなわち，HDCを12日間投与し，投与終了3日後にACTH負荷試験を行ったものであり，決して，児のHPA axisを正しく評価したものとは言えない．

　しかし，1990年代～2000年代初頭にかけて，このような報告をもとに，CLD相対的副腎不全説が隆盛を極め，生後早期からステロイド療法を行うことでCLDの発症を予防しようという動きが世界的に広まった．しかし，Watterberg自身が報告しているように，生後早期からのステロイド療法によるCLDの予防という治療法は，その副作用のため中止に追い込まれたのである．その代表的な報告は以下に示すような内容である．

4 相対的副腎不全による病態（慢性肺疾患）

　人工呼吸管理を要する超低出生体重児 360 例を対象として，HDC の予防投与の影響を検討した多施設共同の RCT が組まれた．治療群に対しては生後 48 時間以内に HDC を開始し，15 日間投与した（1.0 mg/kg/日〔分 2〕× 12 日→ 0.5 mg/kg/日〔分 1〕×3 日）．その結果，HDC 群で消化管穿孔の発症が有意に高頻度であったため，スタディは途中で中止されてしまったのである（Watterberg ら，2004）．加えて，ステロイド療法が脳性麻痺の発症を増すという報告も加わり，「ステロイド療法＝誤った治療」という概念が，世界中に広まることとなったのである．

　さて，それでは，CLD と相対的副腎不全は全く関係がないのであろうか？以下，私見を述べる．
　本来，慢性肺疾患というのは，時間軸をもとに定義された呼吸器疾患であり，しいて言えば，急性肺疾患に対応する用語である．早産児の急性肺疾患の原因としては，呼吸窮迫症候群（respiratory distress syndrome; RDS），新生児一過性多呼吸（transient tachypnea of the newborn; TTN），肺炎などの感染症などなど多種の病態が混在している．同様に，慢性肺疾患の原因も決して 1 つではない．子宮内感染に伴う炎症が主体となるもの，子宮内での出血が原因となるもの，そして相対的副腎不全によるものもあるかもしれない．ここで言いたいことは，確かに Watterberg らが唱えたように，相対的副腎不全をもとにした CLD も存在する可能性があるが，すべての CLD が相対的副腎不全によると考えるのもやはり無理があるだろうということだ．
　実際，早期新生児期を乗り越えた後，晩期循環不全を発症する際，胸部 X 線所見上，Hazy Lung が見られ，それに伴い酸素化の不良が出現し，呼吸器設定を強める必要が出ることがある．そして，これらの症例に対してステロイド投与を開始すると，速やかに肺野の透過性が改善し，呼吸状態も改善するといった経験は決して稀ではない．このような症例を見ると，少なくとも一部の CLD の急性増悪は相対的副腎不全に関連しているものと考えられる．
　CLD とひとくくりにせず，副腎不全に伴う CLD を選別し，このような症例に対しては適切なステロイド療法を行うことが重要ではないだろうか？

Column 33 HDCによるCLD予防

　2016年に，在胎28週未満の超早産児を生後24時間以内に，HDC投与群とプラセボ群にランダムに振り分けた後，HDC群に対して1 mg/kg/日（分2）を7日間，その後0.5 mg/kg/日（分1）を3日間投与し，修正36週時点でのBPDの有無を検討した大規模スタディが報告された（Baudら，2016）．

　フランスにおける他施設共同研究で，HDC群255名，プラセボ群266名について検討している．結果，36週時点でのBPDなき生存がHDC群60%対プラセボ群51%（OR 1.48; 95% CI 1.02-2.16）（p=0.04）であり，HDC群がわずかではあるが有意にBPDなき生存の率が高かったとのことである．また，懸念される消化管穿孔などの合併症は両群間で有意差を認めず，HDC群で有意に人工呼吸器からの離脱が早い，PDA結紮術を要した症例が少ないなどと報告されている．

　# 生後10日の時点で呼吸器離脱ができている症例がHDC群60% vs. プラセボ群44%（OR 2.07; 95% CI 1.42-3.02）（p=0.0002）

　# PDA結紮術を要した症例がHDC群15%対プラセボ群21%（OR 0.63; 95% CI 0.42-0.97）（p=0.03）

　長期的な評価はこれからなされるのだろうが，少なくとも短期的には，このようなHDC療法も有効である可能性が示されている．

文献

1. Watterberg KL, et al. Evidence of early adrenal insufficiency in babies who develop bronchopulmonary dysplasia. Pediatrics 1995; 95: 120-125.
2. Watterberg KL, et al. Impaired glucocorticoid synthesis in premature infants developing chronic lung disease. Pediatr Res 2001; 50: 190-195.
3. Watterberg KL, et al. Prophylaxis of early adrenal insufficiency to prevent BPD: a multicenter trial. Pediatrics 2004; 114: 1649-1657.
4. Baud O, et al. Effect of early low-dose hydrocortisone on survival without bronchopulmonary dysplasia in extremely preterm infants (PREMILOC): a double-blind, placebo-controlled, multicenter, randomized trial. Lancet 2016; 387: 1827-1836.

5 相対的副腎不全の診断

早産児晩期循環不全症や慢性肺疾患の急性増悪など相対的副腎不全を疑う病態は早産児・新生児領域において少なくないと述べた．しかし，早産児・新生児において，その診断は容易ではない．早産児・新生児において相対的副腎不全の診断が困難となる理由を以下に記す．

- コルチゾールはストレスに応じた分泌が必要だが，ストレスの大きさが定量化できないため，どの程度のストレスを受けた時，どの程度の血中コルチゾール値であれば妥当か？という基準値を定めることができない．
- ACTH や CRH 負荷試験に対する反応性も，早産児・新生児では正常値が定まっていない．健常成人では，ACTH や CRH 負荷に対する副腎皮質の反応が最も信頼のおける指標とされており，18 μg/dL 以上の反応があれば正常と考えられている．しかし，我々の検討では副腎不全に陥ることのない早産児でも，CRH 負荷試験でこのような反応を示す児はほとんどおらず，成人の基準値をそのまま使用することはできない．
- 成人では，HPA axis を評価する最も有用な検査法は，メチラポン誘発試験あるいは低血糖誘発試験だとされているが，これらの検査は脆弱な早産児・新生児には受容できないものである．

そこで，視点を成人領域の相対的副腎不全に移してみよう．ICU で治療を要するような重篤な病態，敗血症などの重症感染症罹患児などがその代表だが，成人領域においても，このような基礎疾患を有する状況では，低血圧・尿量減少が生じた際に相対的副腎不全が疑われる．成人の相対的副腎不全症の診断に関しては，Cooper らが以下のような提案をしている（Cooper ら，2003）．

(1) 成人では重篤な状態にある患者のワンポイントのコルチゾール値が 15 μg/dL 未満であれば相対的副腎不全を疑う．
(2) 15〜34 μg/dL であれば ACTH 負荷試験を行い，これによるコルチゾールの上昇が 9 μg/dL 未満であれば，相対的副腎不全が示唆され，ハイドロコーチゾンの投与の効果が期待される．

この基準はいたってシンプルな内容だが，重要な要素を含んでいる．すなわち，ワンポイントのコルチゾール値が15〜34 μg/dLであっても，副腎不全の可能性があるということだ．このような報告をもとに考えると，新生児においても相対的副腎不全を診断する際に，コルチゾールの基礎値のみをみて判断することは不可能だと考えざるを得ないと思う．

文献

1. Cooper MS, et al. Corticosteroid insufficiency in acutely ill patients. N Eng J Med 2003; 348: 727-734.
2. Reddy P. Clinical approach to adrenal insufficiency in hospitalized patients. Int J Clin Pract 2011; 65: 1059-1066.

6 早産児の相対的副腎不全の診断基準

　相対的副腎不全という概念に異論を唱えるヒトは少ないが，診断の根拠についてのコンセンサスは得られていない．とりわけ，早産児の相対的副腎不全の診断は，比較的少量のHDC投与が有効だった…という程度のものが多い．我々は早産児に対してこれまでもCRH負荷試験を実施して早産児の副腎機能の解明に取り組んできた（Matsukuraら，2012；Niwaら，2013）．これまでの経験を踏まえて，何とか早産児の相対的副腎不全の診断を生化学的な指標で示せないものか？と検討して発表したのが次の論文（Iwanagaら，2017）である．

　在胎30週未満で出生した極低出生体重児を相対的副腎不全群（RAI; n＝9）と健常群（non-RAI; n＝17）の2群に分け，CRH負荷試験に対する反応性を両群間で比較した．結果は，コルチゾールの基礎値には両群間で差異を認めなかったが，CRH投与後30分値（＝頂値）は健常群が有意に高かった．

　本研究から，早産児において，コルチゾールの頂値が前置の1.5倍未満，あるいはCRH負荷時の上昇幅が140 nmol/L（＝5μg/dL）未満の時には相対的副腎不全が示唆される．

⊿コルチゾール　5μg/dLをカットオフ値とすると

	RAI	non RAI
5未満	8	5
5以上	1	12

感度	0.889
特異度	0.706
陽性適中率	0.615
陰性適中率	0.923

頂値／基礎値　比1.5倍をカットオフ値とすると

	RAI	non RAI
1.5未満	7	3
1.5以上	2	14

感度	0.778
特異度	0.824
陽性適中率	0.700
陰性適中率	0.875

詳しくは原著（Iwanagaら，2017）をご覧いただきたいが，以上のCRH負荷試験は生後2週頃に行っている．このため，生後2週間以内にステロイド投与を行った症例は除外した．また，RAIの診断根拠は少量のHDC投与が著効を奏した例に限り，効果が不明瞭な症例も除外して解析した．このため，症例数が少なくなってしまったのがこの研究の大きなlimitationであることは否めない．

しかし，早産児の相対的副腎不全のツールの1つとして，CRH負荷試験の評価値の定義づけができたことは意義のあることと思っているのだが…

1. Matsukura T, et al. Diagnostic value of salivary cortisol in the CRH stimulation test in premature infants. J Clin Endocrinol Metab 2012; 97:890-896.
2. Niwa F, et al. Limited response to CRH stimulation tests at 2 weeks of age in preterm infants born at less than 30 weeks of gestational age. Clin Endocrinol 2013; 78: 724-729.
3. Iwanaga K, et al. Corticotropin-releasing hormone stimulation tests for the infants with relative adrenal insufficiency. Clin Endocrinol (Oxf) 2017; 87: 660-664.

10章 痛みの評価

1 唾液コルチゾールの意義

　昨今，非侵襲的な検体の採取の重要性が広く認識されるようになり，尿・唾液などを採取することが一般化してきた．その中で，最も有望視されている物質の1つが唾液コルチゾールである．ここでは，唾液コルチゾールを科学的に検証する．

　まず，唾液だが，唾液は種々の役割を担っている．すなわち，上部消化管の粘膜を潤し食物の嚥下・通過を促す作用，アミラーゼに代表される消化作用，IgAに代表される抗菌作用，そして，種々の生理活性物質を運ぶキャリアとしての作用などを有している．
　血中の生理活性物質を唾液中に運ぶ方法には，能動輸送する場合と受動輸送する場合があるが，前者の場合，血中濃度との相関が悪くなるため，その評価が難しいという欠点がある．一方，受動拡散で輸送される場合は，血中濃度と相関が良いため，唾液濃度から血中濃度が推定できるという利点がある．
　さて，唾液コルチゾールに話を進めると，コルチゾールは脂溶性ステロイドなので，唾液の腺細胞や血管内皮細胞を受動拡散によって，透過しやすいという性格を持っている．

> 　インスリンも唾液中に認められるが，インスリンはペプチドホルモンであり，能動輸送で唾液中に移行する．このため，唾液中のインスリン濃度は血中濃度と相関しにくい性質があり，唾液中インスリン測定は一般的に行われない．

また，コルチゾール結合グロブリン（CBG）と結合したコルチゾールは唾液に移行しにくく，CBGと結合していない遊離型コルチゾールのみが透過するという性質も，活性型コルチゾールの濃度を知る上では有益な特徴である．このような，特徴から唾液は血清コルチゾールを推測する指標として極めて有望な検体となりうる．なお，測定キットなどによっても異なるので，正確な数字ではないが，およそ唾液コルチゾールは血中遊離コルチゾールの約10％だという報告がある（Gröschl, 2008）.

唾液採取に関しては，種々のデバイスが発売されており，対象となる児の口の大きさを考慮して，最適なものを選択すべきである．なお，コルチゾールは唾液中での安定性が高く，数日間は室温で放置しても変性しない．このため，自宅で採取後，郵送してもらうといった方法が可能である．しかし，数日以上室温に放置するのは避けるべきであり，ラボに到着したら測定までの期間は凍結保存すべきである．唾液コルチゾールの測定は，一般にELISA法が用いられるが，再現性のよい簡便なキットが入手可能である．
なお，唾液コルチゾール濃度は血中コルチゾール濃度に相関するため，唾液量の多寡によって補正する必要はない．

Column 34　クッシング症候群の診断と唾液コルチゾール

コルチゾールが過剰に分泌され，満月様顔貌や中心性肥満など特徴的な症状を示す病気をクッシング症候群と呼ぶ．健常者では，コルチゾールは早朝高値，日中〜夜間低値の日内パターンをとることが知られているが，クッシング症候群の患者では，夜になってもコルチゾール値が低下しないことが多い．そこで，夜間の唾液中コルチゾール測定が同症候群の診断法となりうる．夜間の唾液中コルチゾール測定によるクッシング症候群の診断精度は感度92〜100％，特異度93〜100％と概して優れているとのことだ（Carrollら, 2008）.

このように唾液コルチゾール測定は，内科領域では臨床診断にも役立つと考えられている．

> **Column 35　唾液で測定できるコルチゾール以外のストレスマーカー**
>
> ● クロモグラニンA
> 　副腎髄質クロム親和性細胞や交感神経から分泌されるタンパクの1種で，ストレスマーカーとして期待されている．しかし，我々の新生児での検討では，基礎値のばらつきが大きすぎて良い指標とは言えなかった（Shibataら，2013）．
>
> ● アミラーゼ
> 　成人領域ではストレスマーカーとして用いられることが多いが，早産児ではアミラーゼの分泌が低く，通常の測定法では感度以下になり，評価不能だった．
>
> ● IgA
> 　唾液中の分泌型IgAは重要な免疫物質でもあるが，ストレスマーカーとしても有望視されている．しかし，これも新生児では分泌能が少なすぎて使用できない．
>
> 　なかなか，使えそうな物質がないのが現実である．

文献

1. Gröschl M. Current status of salivary hormone analysis. Clin Chem 2008; 54: 1759-1769.
2. Carroll T, et al. Late-night salivary cortisol measurement in the diagnosis of Cushing's syndrome. Nat Clin Pract Endocrinol Metab 2008; 4: 344-350.
3. Shibata M, et al. Salivary biomarkers are not suitable for pain assessment in newborns. Early Hum Dev 2013; 89: 503-506.

痛みの評価

　近年，処置に伴う痛みストレスが発達予後に影響するのではないかという考えに基づき，痛みストレスを軽減しようという考えが広まりつつある．ディベロップメンタルケアの隆盛である．NIDCAPなどエビデンスに基づくとの意見もあるが，科学的なレベルでいうエビデンスには乏しいという意見も少なくない．ここでは，痛みの評価について考えてみたい．

　痛みの評価には，生理指標を用いたものと行動指標を用いたものがある．
- 生理指標
  - ▶循環・呼吸の変化（心拍数，血圧，頭蓋内圧，呼吸数，SaO_2）
  - ▶ホルモンの変化（ACTH，コルチゾール，カテコラミンなど）
  - ▶脳血流の変化を評価する（NIRS）
  - ▶手掌の発汗
  - ▶皮膚コンダクタンス

- 行動指標
  - ▶啼泣（激しさ，持続時間，泣くまでの潜時）
  - ▶顔の表情変化（しかめ面，目をつむる，唇の動き…）
  - ▶体の動き（逃避反射）

　生理指標を用いた研究もあるが，この領域のエビデンスとされるものには行動指標を重視したものが多い．以下に記すような，いくつかの指標を組み合わせたスケールがしばしば用いられている．

1. PIPP（premature infant pain profile）（Stevensら，1996）

・在胎週数　・顔の表情（眉を寄せる，眼を強く閉じる，鼻唇溝を深くする）
・活動状態　・生理指標（心拍数，酸素飽和度）

2. CRIES（crying, requires oxygen, increased vital signs, expression, sleeplessness）（Krechel ら，1995）

- 啼泣
- 酸素必要量
- バイタル・サインの変化
- 不快な表現
- 睡眠の妨げ

3. NIPS（neonatal infant pain scale）（Lawrence ら，1993）

- 顔の表情
- 啼泣
- 呼吸様式
- 四肢の運動
- 覚醒状態

4. NFCS（neonatal facial coding system）（Grunau ら，1998）

- 眉をしかめる
- 眼を固く閉ざす
- 鼻唇溝を深くする
- 開口する
- 口を垂直方向に開く
- 口を水平方向に開く
- 舌をこわばらせる
- 下顎を震わせる
- 唇をすぼめる
- 舌を突き出す（これは正期産児に「痛みがない」ことを意味する所見）

　ここに示したように，多くのスケールにおいて「児の顔の表情＝痛みの指標」とされているのが現状である．それのどこがいけない！と怒られるかもしれないが，こんな論文をご存知だろうか？

　早産児は1か月間NICUに滞在する間に痛み反応が変化するが，その変化とは，①同じ程度の痛みに対しても酸素飽和度の低下が大きくなる，②痛み刺激に対する顔の表情の変化が乏しくなるというものだ（Johnston ら，1996）．

　一方で，もちろん，痛みを伴う処置を多く受けた児は，痛みに対する啼泣が強くなった（痛み刺激に対する表情が激しくなった）という報告も少なくない．ここで問題にしたいのは，痛みに対する表情の変化は，乏しくなった

から良くないとも,激しくなったから良くないとも,どちらにでも取れる指標であり,科学的とは言えないのではないかということである.

よって,生理的指標のみの検討はやはり,科学的なエビデンスとしては弱いという認識を持つ必要があると考える.その中で,唾液コルチゾールの測定は1つの評価方法として重要であろうと考える次第である.

文献

1. Stevens B, et al. Premature infant pain profile: development and initial validation. Clin J Pain 1996; 12: 13-22.
2. Krechel SW, et al. CRIES: a new neonatal postoperative pain measurement score. Initial testing of validity and reliability. Pediatr Anaesth 1995; 5: 53-61.
3. Lawrence J, et al. The development of a tool to assess neonatal pain. Neonatal Netw 1993; 12: 59-66.
4. Grunau RE, et al. Bedside application of the Neonatal Facial Coding System in pain assessment of premature neonates. Pain 1998; 76: 277-286.
5. Johnston CC, et al. Experience in a neonatal intensive care unit affects pain response. Pediatrics 1996; 98: 925-930.

NICU における処置のストレス

　早産出生などにより治療を要する新生児が入院し，処置を受ける場所がNICU である．1980 年代前半までは，生まれたばかりの児は痛みなど感じず，ストレスを感じることもないと考えられてきた．まさか!?と思われるかもしれないが，1980 年代に次のような論文が出ていることからも，私の言うことが決して大げさではないことを分かってもらえると思う．それは，以下のような内容だ．

　新生児に対する動脈管結紮術を行う際，鎮痛剤として麻薬を使用するとストレス反応（アドレナリンの分泌）が強く抑制された（Anand ら，1987），あるいは新生児に対する外科手術を行う際に，吸入麻酔薬（ハロセン）を使用すると，ストレス反応（アドレナリンやノルアドレナリンの分泌）が抑制された（Anand ら，1988）といったものである．

　現在の医療からすれば，新生児に外科手術をする際に，麻酔薬や鎮痛薬を使用するのは当たり前だが，1980 年代後半に，このような事柄が論文化された背景には，当然，それ以前は，新生児は意識もないし痛みなんか感じないから，手術に際して麻酔薬も鎮痛薬も不要である，という認識があったことは疑いがない．

　1980 年代後半に入って，新生児が痛みを感じるということが広く認識されるようになり，新生児期に痛みを経験することが，その後に影響するのではないか？という考えが出てきた．いくつか例を挙げる．

　新生児期に無麻酔で割礼術を受けた児は，乳児期（生後 4〜6 か月）に予防接種を受ける時，痛み反応が強くなる，すなわち新生児期の痛みの経験が，後の痛みの感受性を高める，という報告がなされている（Taddio ら，1997）．また，未熟児に対して痛み刺激を反復すると，次第に痛みに対する閾値が下がっていく，すなわち，痛み刺激が繰り返されるとより痛みを感じるようになってしまう，といった報告もある（Andrews ら，1994）．

　このように，痛みを伴った処置を受けることは，その一瞬の痛み経験としてだけではなく，その後，長期にわたって影響すると考えられるようになっ

てきたのである．ただ，多くの研究は，別項で記載したように，その評価方法が科学的ではないものも少なくない．しかし，2000年以降コルチゾールを指標の1つとしてNICUにおける痛みストレスを評価した報告も増えてきている．

　Holstiらは，在胎32週未満で出生した早産児を対象に，複数の処置をまとめて行った際，その前後における，痛みスコアの変化とともにACTH・コルチゾール値の変化を検討している（Holstiら，2007）．報告されている結果は，処置に伴って（処置30分後の採血で）ACTHとコルチゾールの有意な上昇を認めた．また，採血を受ける24時間前までに痛みを伴う処置を数多く経験した児では，コルチゾールの基礎値，痛みに伴うコルチゾールの上昇幅（＝応答性）がともに有意に高かった，というものである．

　結論だけ見ると，なるほど…という結果ではあるが，その方法論にはかなり問題があると言わざるを得ない．確かに，倫理的な問題に加えて，処置前に採血を行うとそれに対するコルチゾールの応答が問題になる．このため，この研究では，前値は処置の同一日ではなく，前日までに採血している．すなわち，処置をしていない日の採血結果と，処置後30分の採血結果を比較して，その差をコルチゾールの応答による上昇幅として報告している訳である．

　これは，あまりにもいい加減な手法であり，信じがたいのだが…筆者らは，本当にコルチゾール基礎値が毎日同じだと考えているのだろうか？Cignaccoらは，コルチゾール値にはばらつきが大きいため，早産児の痛み反応に対するストレス評価には適さないのではないかという報告を出しているが（Cingnaccoら，2009），私の考えもこちらに近い．何とか，ばらつきを抑えたいといろいろ工夫しているところだが…

　さて，Holsti Lらの論文のもう1つの問題は，先ほど紹介した論文では，修正32週の検討で，痛みを伴う処置の経験数の多いほど，コルチゾールのストレスに対する応答が大きい，すなわちHPA axisが亢進していると結論しているが，同じグループが，別の論文では，痛みを伴う処置の経験数が多いほど，コルチゾールのストレスに対する応答が小さい，すなわちHPA axisが抑制されると結論している．後の報告も，修正32週の検討であり，

検討時期は同じである（Grunau ら，2005）．この相違をどう説明するのだろうか？痛み経験に伴って，HPA axis の亢進を示す児もいれば，逆に抑制される児もいる，というのが彼らの解釈なのかもしれないが，痛み経験が本当に HPA axis に影響したと言えるのか疑問である．

このほかにも，痛みを伴う処置の数が多いほど，精神運動発達に問題が生じるリスクが高いという論文は多い．しかし，痛みを伴う処置の数が多い児は，より在胎週数が短い，あるいは，より疾患重症度が高く処置を要する児なのである．これらの因子を明確に区別することは絶対にできないと思う，いくら統計処理で分けたと言われても，それは臨床現場で働いていればわかることである．そういう意味で，痛みによる影響を評価することは決して容易ではない．

ところで，現在痛み経験がもたらす影響を軽減する方法として脚光を浴びているのがディベロップメンタルケア（DC）である．私も，DC に期待するところは大きい．だが，やはり，まだまだエビデンスに乏しいのが実情である，という認識は持ち続ける必要があるだろう．赤ちゃんのために良かれと思ってすることに何の問題があるのか？なんてことでは真に早産児の発達予後を改善することはできない．このためには，DC による効果をエビデンスで示すことが重要だが，そもそも痛みなどのストレスに伴う影響がきちんと評価できないのに，それを改善する方法の評価ができる訳がないとも思ってしまう．

Column 36　早産児の脳は痛みを感知しているのか？

　1980年代前半まで，新生児は痛みなんて感じない…と信じられていたことを本文でも書いたが，では本当に新生児は痛みを感じているのだろうか？それを証明したのが，NIRS（near-infrared spectroscopy）という技術である．これは，近赤外光を体内に向けて照射し，それが体内組織で吸収されたり，反射されたりして出てくる光を検知することによって，体内組織の組成・機能などを評価するものである．

　近赤外線（波長：800 nm付近）は頭皮・頭蓋骨を容易に透過して頭蓋内に広がっていく．その反射光を10〜30 mm離れた頭皮上の点で計測すると，脳活動の様子が，ヘモグロビンの増減やヘモグロビンの酸化還元の状態に伴う指標で計測できるのだ．この方法を用いて，痛みに伴う変化が検知され，新生児の脳も痛みを感じていることが明らかになったのである（Slaterら，2006）．

文献

1. Anand KJ, et al. Randomised trial of fentanyl anaesthesia in preterm babies undergoing surgery: effects on the stress response. Lancet 1987; 1: 243-248.
2. Anand KJ, et al. Does halothane anaesthesia decrease the metabolic and endocrine stress responses of newborn infants undergoing operation? Br Med J (Clin Res Ed) 1988; 296: 668-672.
3. Taddio A, et al. Effect of neonatal circumcision on pain response during subsequent routine vaccination. Lancet 1997; 349: 599-603.
4. Andrews K, et al. The cutaneous withdrawal reflex in human neonates: sensitization, receptive fields, and the effects of contralateral stimulation. Pain 1994; 56: 95-101.
5. Holsti L, et al. Relationships between adrenocorticotropinic hormone and cortisol are altered during clustered nursing care in preterm infants born at extremely low gestational age. Early Hum Dev 2007; 83: 341-348.
6. Cignacco E, et al. Variability in pain response to a non-pharmacological intervention aqcross repeated routine pain exposure in preterm infants: a feasibility study. Acta Pediatr 2009; 98: 842-846.
7. Grunau RE, et al. Neonatal procedural pain exposure predicts lower cortisol and behavioral reactivity in preterm infants in the NICU. Pain 2005; 113: 293-300.
8. Slater R, et al. Cortical Pain Response in Human Infants. J Neurosci 2006; 26: 3662-3666.

11章 出生後のHPA axis

① 出生後の血中コルチゾール濃度の変遷（正期産児の場合）

　第2章で出生前にはコルチゾール・サージがあり，生後早期血清コルチゾールは高値となること，早産児は正期産児よりも高コレステロール血症を呈することを示した．それでは，乳児期以降，血清コルチゾール値はどうなっていくのだろうか？1つの大きな変化として，生後2か月頃までに早朝優位の日内リズムが形成されることも重要だが，ここではストレスに対する応答はどうなるのかについて論じる．

　正期産児の乳児期以降のストレスに対するコルチゾールの応答に関しても多くの研究がある．結果から先に言うと，コルチゾールの反応性は生後3か月以降1歳半頃までの間に，減弱していく．すなわち，新生児期は些細なストレスでも児のコルチゾール値は容易に上昇するが（Gunnar，1992），1歳頃になると，たとえワクチン接種のような痛みを受けてもコルチゾールは上昇しなくなるのだ（Gunnarら，1994）．その間はどうかというと，2か月では，まだコルチゾールは容易に上昇するが，4か月頃にはコルチゾールの上昇は認めなくなるそうだ（Gunnarら，1996）．
　コルチゾールの応答が生後3〜4か月頃から急速に減弱する機序は明らかではないが，生後3か月頃までにコルチゾールの日内リズムが形成されること，睡眠・覚醒の昼夜リズムが確立する時期であることなどと無関係ではないだろう．夜にまとまって眠る児ほどコルチゾールの抑制が顕著であるといった報告も，このような推察を支持している．

　新生児期は少しのストレス（刺激）でも，すぐにそれをストレスと受け止

めてコルチゾールが反応するが，生後3か月以降になるとHPA axisの成熟とともに，過剰なコルチゾールの反応が抑制されていくと理解できる．成長とともに抑制系が発達するという現象は，性ホルモンでも見られるものであり，生物の発達においては一般的な現象なのだろう．すなわち，「ホルモンの分泌能が高い≠成長する」なのだ．

▲文献

1. Gunnar MR. Reactivity of the hypothalamic-pituitary-adrenocortical system to stressors in normal infants and children. Pediatrics 1992; 90:491-497.
2. Gunnar MR, et al. Event-related potentials in year-old infants: relations with emotionality and cortisol. Child Dev 1994; 65: 80-94.
3. Gunnar MR, et al. Dampening of adrenocortical responses during infancy: normative changes and individual differences. Child Dev 1996; 67: 877-889.

出生後の血中コルチゾール濃度の変遷（早産児の場合）

　正期産児では，生後3か月以降コルチゾールの応答が抑制されていくことを示したが，早産児ではどうなのだろうか？これに関してはあまり報告が多くないのが実情だが，報告を見る限り，乳児期のコルチゾールの応答も早産児の方が高値であるようだ．少し，これらの報告を紹介する．

　Gloverらは，早産児は生後早期の血清コルチゾール・レベルが高いが，生後4か月のワクチン接種の際のコルチゾールの応答も正期産児より高いと報告している（Gloverら，2005）．この研究のサブ解析では，出生体重・在胎週数・出生前ステロイド・出生後のステロイドが生後4か月でのストレスに対するコルチゾール応答を促進させる因子であったと結論している．

　Grunauらは，修正8か月の早産児に初めて見るおもちゃを与え，それに対する興奮によって生じるコルチゾールの応答を検討している．超低出生体重児は1000 g以上で出生した極低出生体重児や正期産児に比べて，この時のコルチゾール応答が有意に高いと報告し，新生児期に受けた注射・採血などの痛み処置が多かったことが原因だろうと推測している（Grunauら，2004）．

　早産児で乳児期以降にHPA axisの亢進を認めるという概念は非常に興味深い．それは，低出生体重児が将来メタボリックシンドロームに罹患しやすくなるというBarker仮説（あるいはDOHaD; developmental origins of health and diseases）のメカニズムの1つにHPA axisの亢進が想定されていることと密接に関わってくるためだ．早産児→HPA axisの亢進→メタボリックシンドロームという流れは確かに存在するのかもしれない．

　ただし，在胎週数が短く，出生体重が小さいことと，痛みを伴う処置の回数が多いことは密接に絡んでいるため，新生児期の痛み処置が多いことが乳児期以降のHPA axisの亢進を招くという結論には疑問が残る，というのが，私の感想である．

　先に，ストレス刺激に対するコルチゾールの反応性に関する論文を紹介し

たが，コルチゾールの基礎値も早産児は正期産児とは異なるという論文がある．Grunauらは，在胎23〜28週で出生した超低出生体重児と正期産児のコルチゾールの基礎値を，修正3，6，8，18か月に比較し，以下のように報告している（Grunauら，2007）．

- 生後3か月…超低出生体重児のコルチゾール基礎値は有意に**低い**．
- 生後8か月，18か月…超低出生体重児のコルチゾール基礎値は有意に**高い**．

ストレス応答の報告との共通点は，早産児では乳児期後半以降にHPA axisが亢進するということである．

文献

1. Glover V, et al. Glucocorticoid exposure in preterm babies predicts saliva cortisol response to immunization at 4 months. Pediatr Res 2005; 58:1233-1237.
2. Grunau RE, et al. Neonatal procedural pain and preterm infant cortisol response to novelty at 8 months. Pediatrics 2004:114; e77-e84.
3. Grunau RE, et al. Altered basal cortisol levels at 3,6,8 and 18 months in infants born at extremely low gestational age. J Pediatr 2007; 150: 151-156.

HPA axis とメタボリックシンドローム

1. Barker 仮説

　メタボリックシンドローム（MS）は肥満とりわけ内臓肥満を背景に，高血圧・2 型糖尿病・高脂血症を発症し，動脈硬化をきたし，冠動脈疾患・脳梗塞などを生じる病態である．Barker は出生体重が小さいほど MS を発症しやすいと報告しており，4000 g で生まれた児が生涯 MS を発症する確率が約 5％であるのに対して，2500 g 未満で出生した児は MS を発症する確率が 30％と上昇するとのことである（Barker ら，1993）．この報告は，オランダの飢餓，すなわち第二次世界大戦中の低栄養下に胎内生活を過ごした児が，成長後 MS をはじめ多くの代謝性疾患に罹患しているという事実によって裏付けられ，広く認知されるようになった．

　なお，オリジナルの Barker 仮説は，低出生体重と成人後の MS のリスク関係を唱えたものだが，その後 MS のリスクには出生体重だけではなく，出生後の新生児期〜乳幼児期の栄養・成長も大きく関与していることが報告され，現在では Developmental Origins of Health and Diseases（DOHaD）という概念が広く受け入れられている．

　DOHaD の概念に合致する事象の報告は多く，その妥当性を否定することはできないが，その機序に関しては，未だ完全には解明されていない．日々，種々の報告がなされ，その解明への取り組みが進んでいるが，その中で有望なものの 1 つに，低出生体重児は HPA axis が亢進しており，高コルチゾール血症に曝されることが関与しているのではないかとの考えがある．

2. HPA axis の亢進と疾患リスク

　最初に，HPA axis の亢進が循環器系の疾病リスク・死亡率の上昇に関わっているという大規模コホート研究を紹介する．Kumari らの検討結果は以下の通りである（Kumari ら，2011）．平均年齢 61 歳の男女 4047 名を対象として，唾液コルチゾールの日内変動をみるとともに，6.1 年間の追跡調

査を行った．この間，139名が死亡し，そのうち32名が循環器系の疾病によるものであった．健常者では，コルチゾールは早朝に高値をとり日中は低値となるが，日中のコルチゾールの低下が乏しい症例が散見された．そのような，日中コルチゾール低下の乏しいことが死亡率の上昇と有意に関係しており，その死因の多くが循環器系の疾病によるものであった．このように，因果関係ははっきりしないが，事象として，HPA axisの亢進と疾病リスクを示唆する報告は少なくない．

次に，HPA axisの亢進がMSを生じるメカニズムに関する研究を紹介する．MSの最も重要な病態は，インスリン抵抗性の獲得にあると考えられているが，インスリン抵抗性の獲得に最も重要なものが内臓脂肪の蓄積だとされている．そして，この内臓脂肪の蓄積に，HPA axisが関与しているという考えがある（Anagnostisら，2009）．

コルチゾールの代謝酵素に11βHSD2があり，これはコルチゾールを不活型のコルチゾンに変換する酵素だが，これとは逆に11βHSD1は不活型のコルチゾンを活性型のコルチゾールに変換する酵素である．HPA axisの亢進という場合，中枢における亢進も重要だが，局所組織における11βHSD1の活性化も重要な役割を担っている．とりわけ，肝臓や内臓脂肪には11βHSD1活性が豊富なことが知られており，HPA axisが亢進した個体では，これらの組織局所において11βHSD1活性が亢進し，その結果，コルチゾール作用が強く出ている可能性がある．これらの組織において，コルチゾールは脂肪細胞の分化を促進し，脂肪細胞の蓄積を増している．つまり，HPA axisの局所における亢進が，肝臓における脂肪の蓄積（＝脂肪肝）・内臓脂肪の増加を招く可能性があるという考えである．

このような説を支持する動物実験があるので，少し紹介する．脂肪組織に特異的な11βHSD1を高レベルに誘導したトランスジェニックマウスでは，全身血中のコルチコステロン・レベルは正常だが，門脈内のコルチコステロン濃度は有意に高く，また内臓脂肪の増加・インスリン抵抗性の出現・高血糖・脂質異常・高血圧などMSの症状を認めたとのことである（Mortonら，2008）．非常に綺麗な実験であり興味深い実験である．

現在，妊娠中の母体のストレス・子宮内発育不全児・早産児・出生前ステロイドを受けた児などで，HPA axis の亢進が報告されているが，これらの児の MS のリスクは本当に上昇しているのだろうか？

> **Column 37** 胎児期の高コルチゾール血症が 2 型糖尿病のリスクを高める機序
>
> 本文に書いたように，胎児期の高コルチゾール血症が児の HPA axis を亢進させるといった機序が内臓脂肪を増加させ，インスリン抵抗性を高めるといった考えが主流だと思うが，グルココルチコイドはより直接的な作用で，糖尿病のリスクを高めるという説もある．
>
> Bansal らの報告によると，胎生期のグルココルチコイドへの過剰曝露は，膵 β 細胞への分化を抑制するとともに，膵 β 細胞のアポトーシスを促進するとのことである（Bansal ら，2015）．この説によると，グルココルチコイドはより直接的に膵臓におけるインスリン産生能を抑制し，糖尿病を惹起することになる．

文献

1. Barker DJ, et al. Type 2 (non-insulin-dependent) diabetes mellitus, hypertension and hyperlipidaemia (syndrome X): relation to reduced fetal growth. Diabetologia 1993; 31: 62-67.
2. Kumari M, et al. Association of diurnal patterns in salivary cortisol with all-cause and cardiovascular mortality: Findings from the Whitehall II study. J Clin Endocrinol Metab 2011; 96: 1478-1485.
3. Anagnostis P, et al. The pathogenetic role of cortisol in the metabolic syndrome: a hypothesis. J Clin Endocrinol metab 2009; 94: 2692-2701.
4. Seckl JR, et al. Glucocorticoids and 11beta-hydroxysteroid dehydrogenase in adipose tissue. Recent Prog Horm Res 2004; 59: 359-393.
5. Morton NM, et al. 11beta-hydroxysteroid dehydrogenase type 1 and obesity. Front Horm Res 2008; 36: 146-164.
6. Bansal A, et al. Glucocorticoid-Induced Preterm Birth and Neonatal Hyperglycemia Alter Ovine β-Cell Development. Endocrinology 2015; 156: 3763-3776.

12章 FGR（胎児発育遅延）児の副腎機能

1 子宮内発育遅延と副腎皮質機能の関わり

　子宮内発育遅延と副腎皮質機能の関わりを考える場合，話をわかりやすくするため，以下の3つに分けて話を進めることとする．
(1) 副腎皮質機能が胎児発育に及ぼす影響
(2) 子宮内発育遅延が胎児の副腎皮質機能に及ぼす影響
(3) 子宮内発育遅延児の成長後の問題点

1. 副腎皮質機能が胎児発育に及ぼす影響

　他項ですでに述べたが，糖質コルチコイド（≒コルチゾール）は細胞の分化を促進するが，細胞の増殖は抑制する．このため，母体のコルチゾールの影響を強く受けると，胎児発育（体重増加や頭囲の増加など）が抑制されてしまうため，胎盤には11βHSD2活性があり，コルチゾールをコルチゾンへと不活化することによって，胎児が母体のコルチゾールの影響を強く受けないように調節されていると考えられている．そこで，胎盤機能と胎児発育遅延（fetal growth restriction; FGR）との関わりについて考えてみよう．

　BörzsönyiらはFGR児と正常コントロールの胎盤の11βHSD2遺伝子の発現量を比較した．FGR児の胎盤における11βHSD2の低下は，特に在胎34週以降顕著であり，とりわけ，胎児仮死徴候を伴うFGR児の胎盤での11βHSD2の低下が著しいと報告している（Börzsönyiら，2012）．FGR児の体重増加不良が顕在化するのが34週以降であることと合致した報告であり，彼らが主張しているように，胎盤の11βHSD2活性の低下は胎児のコ

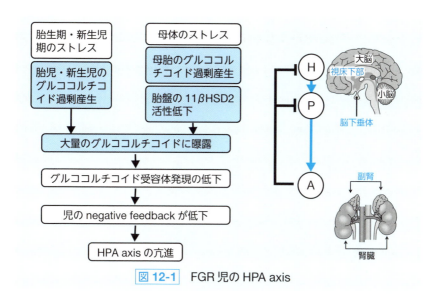

図 12-1　FGR 児の HPA axis

ルチゾール曝露量を増やし，胎児発育を抑制していると考えるのは妥当なようだ．

　また，Dy らは，FGR 児の胎盤の 11βHSD2 活性・mRNA 量，臍帯動脈血のコルチゾール・コルチゾン比などを検討し，以下のように報告している（Dy ら，2008）．FGR 児の胎盤は 11βHSD2 活性・mRNA 量がともに低値であり，児は母体のコルチゾールに曝されやすい環境にある．加えて，臍帯動脈血のコルチゾン / コルチゾール比が低く，胎盤のみならず児の 11βHSD2 活性も低い，すなわち児の HPA axis が亢進していることが想定される，というものだ．前半は Börzsönyi らとも共通する胎盤の 11βHSD2 に関するものだが，胎児のコルチゾール代謝にも言及していることが特徴である．

　これらの研究に共通した結論は「胎盤の 11βHSD2 活性の低下は胎児発育遅延の原因となる」となろう．ただし，Dy らの報告に関しては，1 つ疑問が湧く．というのは，胎盤の 11βHSD2 活性が低下し，胎児が多量のコルチゾールに曝露されたならば，胎児の副腎機能は抑制されるのが筋というものではないだろうか？にもかかわらず，胎児の 11βHSD2 活性が逆に低下し，胎児のコルチゾンからコルチゾールへの変換が高まるというのは，理にかなわない気がするのだが…ということで，次に FGR 児の副腎皮質機能

について考えることとしよう．

2. 子宮内発育遅延が胎児の副腎皮質機能に及ぼす影響

Núñezらは母獣を低栄養にする実験の結果，以下のように報告している．低栄養母獣から出生した児は，生後2日の計測で，体重・脳重量が有意に小さく，生後40日の計測でも脳重量のキャッチアップは認めなかった．また，児の副腎機能に関しても，生後2日の児のCRH，コルチコステロンは有意に高く，生後40日の測定でもCRH，コルチコステロン高値が持続していた（Núñezら，2008）．

すなわち，母体の低栄養は胎児のHPA axisを亢進させ，その影響は出生後も持続するという報告である．母獣の低栄養が母獣のコルチコステロンを増加させるという報告は多く，この実験結果は，母獣の低栄養/高コルチコステロン血症が児のHPA axisを亢進させたと考えうるものである．

しかし，母体低栄養が胎盤の11βHSD2活性を抑制するために胎児が母体からのグルココルチコイドの影響を受けやすくなることが，その機序として報告されている．この説では，胎児のHPA axisは母体からのグルココルチコイドの過剰によってむしろ抑制されるはずであるが，この矛盾を説明しうるのがCottrellらの報告である（Cottrellら，2012）．

彼らは，カロリー制限した母仔の血中コルチコステロン濃度を検討した結果，母体が低栄養になっても，妊娠中期までは胎盤の11βHSD2活性は低下しておらず，母体のコルチゾールも高値とはならない．にもかかわらず，胎児のCRH，CYP1B1（ステロイド合成酵素の1つ）は高値となり，コルチゾールは高値になると報告している．これは，FGR児の高コルチゾール血症は単に胎盤の11βHSD2の問題など母体のコルチゾールの影響だけではなく，胎児自身のコルチゾール産生系が亢進していることを意味している．

なお，Phillipsらは羊を用いた実験で，以下のような報告をしている（Phillipsら，1996）．これは，胎盤機能を抑制した羊の実験だが，胎盤機能の抑制が胎仔のHPA axisに及ぼす影響について検討している．彼らの報告によると，胎盤機能を抑制された胎仔では，胎仔の低酸素血症などがもたらされる．その結果，妊娠期間を通じて，胎仔のACTHレベルは不変である

にもかかわらず，妊娠後期の胎児の副腎重量は増加し，血漿コルチゾール濃度は上昇する．彼らの解釈によると，胎盤機能不全では，ACTHのセットポイントが変化し，副腎皮質のコルチゾール産生能（副腎皮質の反応性）が亢進するだろうというものである．

ヒトにおいて，FGR児の副腎機能について論じたものは少ないが，Normanらの報告に以下のようなものがある（Normanら，1982）．これはFGR児とnon-FGR児の双胎の児の副腎機能に関する症例報告だが，FGR児ではDEHASの産生が低く，胎児副腎の減少がみられるが，永久副腎はむしろFGR児の方が発達していたというものである．FGR児では胎児副腎の消退/永久副腎の成熟が促進されることを示唆する興味深い報告だが，それ以降この件に関する報告は探し当てることができず，真偽の程は不明である．

3. 子宮内発育遅延児の成長後の問題点

本項の最後に，このような子宮内発育遅延を経験し，その試練に耐えて出生した児のその後について考えてみたい．

FGR児は出生後もHPA axisの亢進が持続し，これが将来の疾病リスクにつながるという報告は少なくないが，Demendiらは子宮内発育遅延を伴う早産児の出生後の成長に関して，以下のような楽観的な報告をしている（Demendiら，2012）．

在胎28週以降の胎盤機能の低下，すなわち胎盤の11βHSD2活性の低下によって，母体のコルチゾールに曝された児は，出生体重は小さいが，出生後，通常のコルチゾール環境に戻されると，速やかに成長は元に戻る．すなわち，胎盤機能の低下によってFGRとなった児は，出生後，容易にキャッチアップ成長を認めるというものだ．確かに，彼らが述べているように，SGAで出生するが，出生後は速やかにキャッチアップ成長を遂げる児が多いことは事実であり，このような児はDemandiらの報告に合致するのかもしれない．

一方で，Cottrellらが報告しているような，胎盤による影響だけでは説明できない，胎生期の早い時期からストレスに曝され，胎児期からHPA axis

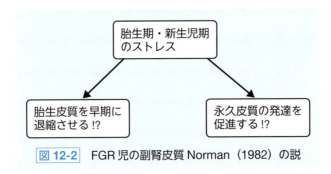

図 12-2　FGR 児の副腎皮質 Norman（1982）の説

を亢進させることを余儀なくされた児では，出生後の経過は異なると考えられる．先ほど紹介した Núñez らは，その報告の中で，低栄養母獣から出生した児は出生後も高コルチコステロン血症が持続し，高血圧を呈したと記している．このように，胎生期に獲得された HPA axis の亢進は出生後も持続し，成人後の疾患リスクと関わっていくのかもしれない．このような出生後の HPA axis の亢進に関して近年特に注目されているのが，局所における 11βHSD1 活性の誘導であり，HPA axis とメタボリックシンドロームの項に記載したものである（McMillen ら，2001）．

　なお，直接 HPA axis とは関係のない論文ではあるが，SGA 児の内臓脂肪の蓄積について，Ibáñez らが興味深い論文を発表しているので，ここで紹介する（Ibáñez ら，2008）．SGA で出生した群と AGA で出生した群を 6 歳で比較したところ，BMI に差はないにも関わらず，内臓脂肪量が SGA 群で多く，インスリン抵抗性も高かったとの報告である．この論文では，その機序について明確な考察は書かれていないが，SGA 群で内臓脂肪における 11βHSD1 活性の亢進が関与しているのかもしれない．

文献

1. Börzsönyi B, et al. Gene expression patterns of the 11β-hydroxysteroid dehydrogenase 2 enzyme in human placenta from inutrauterine growth restriction: the role of impaired feto-maternal glucocorticoid metabolism. Eur J Obstet Gynecol Reprod Biol 2012; 161: 12-17.
2. Dy J, et al. Placental 11beta-hydroxysteroid dehydrogenase type 2 is reduced in pregnancies complicated with idiopathic intrauterine growth Restriction: evidence that this is associated with an attenuated ratio of cortisone to cortisol in the umbilical artery. Placenta 2008; 29: 193-200.
3. Núñez H, et al. Fetal undernutrition induces overexpression of CRH mRNA and CRH protein in hypothalamus and increases CRH and corticosterone in plasma during postnatal life in the cat. Neurosci Lett 2008; 448: 115-119.
4. Cottrell EC, et al. Reconciling the nutritional and glucocorticoid hypotheses of fetal programming. FASEB J 2012; 26: 1866-1874.
5. Phillips ID, et al. Placental restriction alters the functional development of the pituitary-adrenal axis in the sheep fetus during late gestation. Pediatr Res 1996; 40: 861-866.
6. Norman RJ, et al. Fetal adrenal gland maturation in growth-retarded twin pregnancies. Acta Genet Med Gemellol (Roma) 1982; 31: 259-262.
7. Demendi C, et al. Abnormal fetomaternal glucocorticoid metabolism in the background of premature delivery: placental expression patterns of 11β-hydroxysteroid dehydrogenase 2 gene. Eur J Obstet Gynecol Reprod Biol 2012; 165: 210-214.
8. McMillen IC, et al. Fetal growth restriction: adaptations and consequences. Reproduction 2001; 122: 195-204.
9. Ibáñez L, et al. Visceral adiposity without overweight in children born small for gestational age. J Clin Endoocrinol Metab 2008; 93: 2079-2083.

13章

新生児期に副腎不全を呈する疾患

1 新生児期の下垂体機能低下症の診断

　新生児期に副腎不全を発症する病態で最も多いのは，いわゆる相対的副腎不全だが，時に，先天的な要因による副腎不全に遭遇する．このような先天的な病態の中では，先天性副腎過形成症は比較的鑑別に挙げやすい疾患だが，下垂体機能低下症をすぐに頭に浮かべる新生児科医は少ないのではないだろうか？　そこで，本項では，新生児期の下垂体機能低下症診断のポイントについて記す．

　新生児期発症の下垂体機能低下症を考える上で，最も重要なポイントは，多くの場合，複数の下垂体ホルモンが同時に分泌不全に陥ることが多いという点にある．そこで，以下のような症状・所見を見た場合に，汎下垂体機能低下症を疑い，中枢性副腎機能低下症も鑑別に入れるべきなのである．
- 低血糖症
- 胆汁うっ滞性肝障害・遷延性黄疸・高アンモニア血症
- 電解質異常・尿量の異常
- 外性器異常：矮小陰茎（男児のみ）
- Midline anomaly（顔面正中部の外表奇形，MRIなどにおける脳正中部の奇形）

　補足すると，低血糖は成長ホルモン分泌不全・副腎不全で生じる重要なサインである．胆汁うっ滞などの肝障害は副腎不全・甲状腺機能低下症で生じうる．電解質異常は副腎不全・尿崩症で出現しうる．矮小陰茎は黄体化ホルモン（LH）分泌不全の可能性を示唆する．そして，これらの可能性を強く示唆するのが，脳の構造異常である．

1 新生児期の下垂体機能低下症の診断

　このように，疑う兆候は多彩だが，これらの症状を見た場合，下垂体機能不全も鑑別に入れて考えることが重要なのだ．

文献

1. 河井昌彦．イラストで見る診る学ぶ新生児内分泌．メディカ出版，2011，pp155-160.
2. Alatzoglou KS, et al. Genetic forms of hypopituitarism and their manifestation in the neonatal period. Early Hum Dev 2009; 85(11): 705-712.
3. Choo-Kang LR, et al. Cholestasis and hypoglycemia: manifestations of congenital anterior hypopituitarism. J Clin Endocrinol Metab 1996; 81(8): 2786-2789.
4. 三輪雅ら．胎児・新生児の下垂体機能．新生児内分泌研究会編著，新生児内分泌ハンドブック改訂2版．メディカ出版，2014，pp22-32.

Sept-Optic Dysplasia(中隔視神経形成異常症)

1. 疾患概念

①視神経低形成，②視床下部性の下垂体機能低下症，③中枢神経系の正中構造形成異常を3主徴とする疾患概念で，2主徴以上を満たす例を本症と診断する．英国では出生数1万人に対し1人と報告されているが，本邦での発症頻度は不明である．多くは原因不明の孤発例だが，一部の症例で*HESX1*，*SOX2*などの遺伝子変異が報告されている．若年出産や，母体の喫煙・アルコール曝露・薬物摂取といった胎生期の環境因子の影響が推測されているが，未だ解明されていない．

2. 臨床症状

(1) 視力障害

視神経低形成によって視力障害や眼振が認められる．視神経低形成は約80％に認められるが，片側性のことも両側性のこともある．

(2) 下垂体機能低下症

新生児期から低血糖，徐脈，活気不良などの症状を示す症例から，成長とともに低身長などの成長障害がみられる症例があり，重症度のバラツキが大きい．下垂体機能低下症は40〜80％に認められ，視床下部性と考えられている．下垂体機能低下としては，成長ホルモン分泌不全が最も多く，次いで甲状腺刺激ホルモン（TSH）分泌不全，副腎皮質刺激ホルモン（ACTH）分泌不全が認められる．

(3) 透明中隔欠損

30〜60％の症例に認められ，他に脳梁欠損，視交叉低形成など正中脳構造の異常を伴うことが多い．

(4) 発達障害

種々の程度の知的障害や運動発達遅滞を伴う．

3. 治療

欠損ホルモンの補充療法と対症療法を行う．

▶文献

1. 小児慢性特定疾病情報センター．中隔視神経形成異常症（ドモルシア（De Morsier）症候群）．〈http://www.shouman.jp/details/11_3_7.html〉（更新日：2014.10.1）
2. Borchert M, et al. The syndrome of optic nerve hypoplasia. Curr Neurol Neurosci Rep 2008; 8(5): 395-403.
3. Giordano M. Genetic causes of isolated and combined pituitary hormone deficiency. Best Pract Res Clin Endocrinol Metab 2016; 30(6): 679-691.
4. Ryabets-Lienhard A, et al. The Optic Nerve Hypoplasia Spectrum: Review of the Literature and Clinical Guidelines. Adv Pediatr 2016; 63(1): 127-146.
5. Garcia-Filion P, et al. Prenatal determinants of optic nerve hypoplasia: review of suggested correlates and future focus. Surv Ophthalmol 2013; 58(6): 610-619.
6. Bancalari RE, et al. Pituitary gland development: an update. Endocr Dev 2012; 23: 1-15.

先天性副腎過形成症（CAH）

　先天性副腎過形成症（congenital adrenal hyperplasia; CAH）とは，副腎皮質でのステロイドホルモン合成のいずれかのステップに障害があり，ACTH（副腎皮質刺激ホルモン）の過剰産生が生じ，副腎皮質が過形成となった病態を指す．欠損酵素によって種々の病型が存在するが，21水酸化酵素欠損症がその90％以上を占める．このCAHの大多数を占める21水酸化酵素欠損症の罹患女児の外陰部に男性化兆候を認めることから，副腎性器症候群と呼ばれることもある．

　まず，副腎皮質におけるステロイド合成について概説する（河井，2015）．副腎皮質におけるステロイドホルモンの合成はコレステロールから始まる．
① 主としてLDLコレステロールが，副腎皮質細胞内に取り込まれ，コレステロールエステラーゼによって遊離コレステロールとなる．
② 遊離コレステロールはStAR（steroidogenic acute regulatory protein）によって，細胞質からミトコンドリア内膜へ移動する．
③ ミトコンドリア内膜に移動した遊離コレステロールは，P450scc（コレステロール側鎖切断酵素）の働きで，プレグネノロンへと変換される．
④ プレグネノロンは，3βヒドロキシステロイド脱水素酵素，17α水酸化酵素，21水酸化酵素，11β水酸化酵素などの酵素反応を受け，コルチゾールへと変換される．

　なお，P450オキシドレダクターゼ（POR）は，すべてのミクロゾームP450酵素の補酵素であり，17α水酸化酵素，21水酸化酵素，アロマターゼ（CYP19A）などの活性化に必須である．現在，これらのステロイド合成経路上にある4種類の酵素（3βヒドロキシステロイド脱水素酵素，17α水酸化酵素，21水酸化酵素，11β水酸化酵素），2種類の蛋白（StAR，POR）の障害による6疾患が知られている．以下，各種病態のアウトラインを記す．

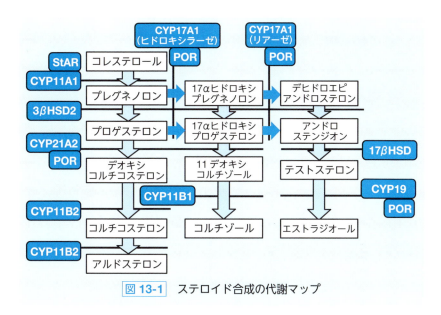
図 13-1　ステロイド合成の代謝マップ

1. 21水酸化酵素欠損症（CYP21A2異常症）

　CYP21A2異常により，コルチゾール・アルドステロンの合成ができない病態で，CAHの90～95%を占める．本症では，血清17ヒドロキシプロゲステロン（17OH-P）が高値をとるため，これを検出するのが，新生児マス・スクリーニングの重要な目的の1つとなっている．
　本疾患は，症状の時期・臨床症状から，古典型（塩類喪失型・単純男性化型）・非古典型に分けられる．
　21水酸化酵素の残存活性が1%存在すれば塩類喪失を防ぐためのアルドステロンの産生には十分であるため，残存活性が1%以上あれば単純男性化型となるが，それ未満の場合は塩類喪失型となる．

①**典型例（古典型・塩類喪失型）** では，以下の症状がみられる．
＊酵素欠損によるホルモンの欠損症状と過剰産生されるホルモンによる症状
　・コルチゾール分泌不全は，ショック・低血糖などの副腎不全をきたす．
　・アルドステロン分泌不全は低ナトリウム・高カリウム血症・代謝性アシ

ドーシスをきたす.
- XX罹患児の男性ホルモン過剰産生は,外性器の男性化(陰核肥大・陰唇融合・共通泌尿生殖洞)をきたす.

＊負のフィードバックによるACTH過剰による症状
- 外陰部・腋下などの色素沈着をもたらす.

②**非古典型**では,乳幼児〜小児期には症状は見られず,思春期になり女性では多毛などの男性化,月経不順,不妊などを引き起こす.本邦での頻度は不明であるが,新生児マス・スクリーニングで無症状・17OHP高値の症例が非古典型のこともあるので,注意が必要である.

2. 11β水酸化酵素欠損症（CYP11B1異常症）

CYP11B1とCYP11B2はP450c11のアイソザイムで,CYP11B1はコルチゾール合成の最後のステップを担うが,CYP11B2はアルドステロン合成の最後のステップを担う.11β水酸化酵素欠損症はCYP11B1異常症を指す.

CYP11B1異常症では,コルチゾールの産生が障害されるため,ACTHの過剰分泌を生じる.その結果,副腎不全・アンドロゲンの過剰分泌が生じる.ただし,アルドステロンの産生に異常は見られないため塩類喪失は生じない.その上,ミネラルコルチコイド作用を有するデオキシコルチゾールが過剰産生されるため低レニン血性高血圧症を呈する（Sarafoglouら,2009）.

3. 17α水酸化酵素欠損症（CYP17異常症）

P450C17は17α水酸化反応（ヒドロキシラーゼ）,17,20位の側鎖切断（リアーゼ）の2つの作用を有する酵素であり,その異常症は本邦のCAHの約2％を占める.

本症は17OHPが上昇しないため,マス・スクリーニングでは検出されない.また,小児科領域では発症しないことが多いが,これは17α水酸化反応低下によるコルチゾール産生低下のためにACTH過剰分泌が起こり,コルチゾール作用を有するコルチコステロンが過剰に産生され,副腎不全が生

じにくいためである．20歳代に高血圧で診断されることが多いが，これは，過剰産生されるデオキシコルチコステロン・コルチコステロンなどの鉱質コルチコイド作用による．

また，多くの例では，17α水酸化反応低下に加えて，リアーゼ反応も障害されるため性ステロイドホルモンの産生は障害され，XY罹患児は女性化兆候を呈し，XX, XYともに性腺機能不全に陥る．

なお，17α水酸化反応には異常を認めず，リアーゼ活性のみ低下する遺伝子変異も報告されている（Gellerら，1997）．

4. 3βヒドロキシステロイド脱水素酵素欠損症（3βHSD2欠損症）

3βHSDには2つのアイソザイムⅠ，Ⅱが存在する．3βHSD typeⅠは胎盤と末梢組織に発現し，typeⅡは副腎と性腺に存在する．これまで，typeⅠの遺伝子異常は報告されておらず，typeⅡの異常のみが報告されている（Tajimaら，1995）．

3βHSD typeⅡ異常症では，プレグネノロン・17OHプレグネノロン・デヒドロエピアンドロステロン（DHEA）が過剰産生され，それ以降のホルモンの合成が障害される．多量に産生される17OHプレグネノロンが末梢組織の3βHSDⅠで17OHプロゲステロンに変換されることがあり，新生児マス・スクリーニングで陽性となることがあるが，コルチゾールの産生には不十分である．

完全欠損の場合は，新生児期から副腎不全・塩類喪失症状を示すが，酵素活性が残存している場合は塩類喪失症状を認めず，年長児になってから診断されることもあり，臨床症状のばらつきが大きい．

性ホルモンに関しては，多量に産生されるDHEAが末梢組織でテストステロンに変換され，XX罹患児に男性化がみられることがある．一方，XY罹患児の場合，テストステロンの産生障害から外性器は女性化する．

5. 先天性リポイド副腎過形成症

コレステロールをミトコンドリアに取り込むステップの異常であり，

StAR異常症が大多数を占める．

① StAR異常症

　本症では，糖質コルチコイド・鉱質コルチコイド・性ホルモンなどすべてのステロイドホルモン合成が障害されるため，乳児期早期に副腎不全・塩類喪失をきたし，性腺機能不全をきたす．

　StAR異常症はCAHの5％を占め，比較的頻度が高い．ACTH異常高値にも関わらずXX罹患児の外性器が完全女性型である場合，XY罹患児の外性器が女性化兆候を示す場合，本疾患の可能性が高い．これはCAHの90～95％である21水酸化酵素欠損症であれば，ACTH異常高値に加えて，XX罹患児の外性器は男性化を示し，XY罹患児には外性器異常は生じないためである（田島，2009）．

② コレステロール側鎖切断酵素欠損症（＝p450scc異常症）（＝20, 22デスモラーゼ欠損症）

　臨床的にはStAR異常症と同様となる．極めて稀である（Tajimaら，2001）．

6. POR欠損症

　本症では，17α水酸化酵素・21水酸化酵素の酵素活性が低下するため，両ホルモンの欠損症状がみられる．21水酸化酵素欠損症と同様に副腎不全がみられるが，17α水酸化酵素欠損症と同様に性腺機能不全となり，XYの罹患児は外陰部の女性化がみられる．加えて，骨系統異常を呈する．

7. その他，関連する副腎皮質ホルモン合成障害

　上記の糖質コルチコイド産生障害に加えて，性ホルモン・アルドステロンの合成障害を以下に記す．ただし，以下の2疾患は，コルチゾール産生障害はきたさないため，ACTHの分泌促進は生じず副腎過形成はきたさない．そのため，通常，先天性副腎過形成症には含めない．

8. 17βヒドロキシステロイド脱水素酵素欠損症（17βHSD 欠損症）

17βヒドロキシステロイド脱水素酵素は全ての男性・女性ホルモンの産生に重要な酵素である．このため，この欠損症では性ホルモン合成障害が生じ，XY 罹患児の外性器は女性化し，XX, XY 児ともに性腺機能不全を呈する（Sarafoglou ら，2009）．

9. アルドステロン合成酵素欠損症（CYP11B2 異常症）

CYP11B2 遺伝子にコードされるアルドステロン合成酵素は，アルドステロン合成の最終段階である 11β水酸化・18 水酸化・18 メチル水酸化の 3 つの酵素活性を持つ．

アルドステロン合成酵素欠損症は，現在までに 2 つのタイプが知られている．type I は 18 水酸化・18 メチル水酸化機能が欠失しているが，type II は 18 メチル水酸化機能のみが低下している．このため，type I ではアルドステロンはほとんど検出されないが，type II では低下～正常下限程度検出される．本章では，新生児期に哺乳不良・嘔吐・脱水・低ナトリウム・高カリウム血症で発症することが多いが，乳幼児期以降に発症することもある．塩類喪失症状は成人期には改善することが多い（Ulick ら，1992）．

Column 38　先天性副腎過形成症（CAH）の治療のガイドライン（2014 年度版）に記載されているハイドロコーチゾン投与量

- 初期治療量　　　25-100 mg/m^2/日
- 新生児期～乳児期　10-20 mg/m^2/日

なお，塩類喪失型に対しては上記に加えて，フルドロコルチゾン 0.025-0.2 mg/日，塩化ナトリウム 0.1-0.2g/kg/日の投与を要することが多い．

文献

1. 日本小児内分泌学会 マス・スクリーニング委員会 日本マス・スクリーニング学会．21-水酸化酵素欠損症の診断・治療のガイドライン 2014 年改訂版

文献

1. 河井昌彦．先天性副腎過形成．新生児医療．金芳堂，2015，pp377-383.
2. Sarafoglou K, et al. "Congenital adrenal hyperplasia". Pediatric Endocrinology and Inbornerrors of Metabolism. McGraw Hill; USA, 2009, p388.
3. Geller DH, et al. The genetic and functional basis of isolated 17,20-lyase deficiency. Nat Genet 1997; 17: 201-205.
4. Tajima T, et al. Molecular analysis of type II 3 beta-hydroxysteroid dehydrogenase in Japanese patients with classical 3 beta-hydroxysteroid dehydrogenase deficiency. Hum Mol Genet 1995; 4: 969-971.
5. 田島敏広．先天性リポイド副腎過形成症．日本小児内分泌学会（編）：小児内分泌学．診断と治療社，2009，pp347-349.
6. Tajima T, et al. Heterozygous mutation in the cholesterol side chain cleavage enzyme (P450scc) gene in a patient with 46,XY sex reversal and adrenal insufficiency. J Clin Endocrinol Metab 2001; 86: 3820-3825.
7. Ulick S, et al. The biochemical phenotypes of two inborn errors in the biosynthesis of aldosterone. J Clin Endocrinol Metab 1992; 74:1415-1420.

Column 39　副腎過形成で皮膚が黒い（＝色素沈着を受ける）機序

　先天性副腎過形成症で，患児の皮膚が黒いすなわち色素沈着を受ける原因は？と問われれば，当然 ACTH 分泌過剰のためだと答えるだろう．ACTH は MSH（メラノサイト刺激ホルモン）に構造が似ており，メラノサイトの色素産生を刺激するためだ．このため，皮膚の色素沈着をみた場合，ACTH 分泌過剰，すなわち原発性副腎不全を考えるのは当然である．

　ただし，皮膚が黒くなる理由がもう 1 つある．これは，男性ホルモンの作用である．男性ホルモン（≒テストステロン）もメラノサイトを刺激し，その色素産生を高めるのである（Bischitz ら，1959；Wilson ら，1973）．このため，男児の陰嚢は女児の陰唇より，生下時からやや黒っぽいのが普通，ということになる．

文献

1. Bischitz PG, et al. The effect of testosterone on the melanocytes and melanin in the skin of the intact and orchidectomised male Guinea-pig. J Invest Dermatol 1959; 33, 299-306.
2. Wilson MJ, et al. Testosterone Regulation of Pigmentation in Scrotal Epidermis of the Rat. Z Zelforsch 1973; 140; 451-458.

> **Column 40** 先天性副腎過形成症（CAH）のマス・スクリーニング偽陽性

　日本では，CAH のマス・スクリーニング偽陽性と言えば，早産児のことが頭に浮かぶが，米国では早産児に限った問題ではないらしい．米国からの報告に以下のようなものがある（Chan ら，2013）．コロラド州では CAH は初回スクリーニングの感度は 71.79％であり，偽陰性が 28.2％にも上る．すなわち，初回スクリーニングだけでは CAH 症例の約 30％が見落とされてしまうというのだ．これは一体？と思ってよく読んでみると，初回スクリーニングは生後72 時間以内に実施されると書いてあった．出産後の母体の入院期間が短いからこんなことが起こるのだろうが，大問題である．日本では，生後 72 時間以内にマス・スクリーニングの採血をすることはないはずだが，このようなことのないよう，採血日齢は注意すべき重要ポイントである．

▲文献

1. Chan CL, et al. Congenital adrenal hyperplasia and the second newborn screen. J Pediatr 2013; 163: 109-113.

先天性副腎低形成症

1. 疾患概念

先天性副腎低形成症は，先天的に，ミネラルコルチコイド・グルココルチコイド・副腎アンドロゲンの分泌が低下した状態である．

主たる原因としては，①副腎の発生・分化に関わる転写因子（*DAX-1*あるいは*SF-1*）の異常により副腎の低形成をきたすもの，②*DAX-1*遺伝子を含む大きな遺伝子欠失のために隣接遺伝子症候群を呈するものがある．後者の場合，デュシャンヌ型筋ジストロフィー遺伝子やグリセロールキナーゼの欠損を伴うものが有名である．

その他には，ACTH不応症・ACTH合成異常・下垂体の発生に関与する遺伝子欠損（*PROP1*，*HESX1*，*LHX4*，*TPIT*，*GLI2*など）に伴う続発性ACTH分泌不全などによる副腎低形成症の報告もある．また，原因不明なものとしてIMAge症候群（子宮内発育不全，骨幹端異形成，停留精巣・小陰茎などの外陰部異常，副腎低形成）がある．

2. 遺伝形式および臨床症状

(1) *DAX-1*異常症

X連鎖性であり，嘔吐，哺乳不良，皮膚の色素沈着，低血圧，ショック症状などで発症する．発症時期は主に新生児期～乳幼児期だが，遅発症例もある．低ゴナドトロピン性性腺機能低下症を合併し，思春期年齢になっても二次性徴の発達は出現しない．

(2) *SF-1*異常症

常染色体性だが，性腺形成不全による症状が主体で，XY女性と二次性徴発達不全を呈する．副腎不全を呈する症例は稀である．

(3) IMAGE症候群

子宮内発育不全，骨幹端異形成症，外性器異常（小陰茎，停留精巣）と副腎低形成を合併する．原因不明であり，遺伝形式も不明．

(4) ACTH不応症

多くは新生児期に発症する．グルココルチコイド，副腎アンドロゲンの分泌不全症状を呈する．具体的には，嘔吐，哺乳不良，皮膚の色素沈着がみられる．新生児黄疸の重症・遷延化や，低血糖がみられることもある．ACTH不応症に無涙症（alacrima）とアカラシア（achalasia）を伴う症例をTriple A症候群（Allgrove症候群）と称する．この場合，精神運動発達遅滞，構音障害，筋力低下，運動失調，自律神経障害などがみられる．

3. 治療

根本的な治療法はなく，欠損ホルモンの補充及び対症療法を行う．

文献

1. 難病情報センター．先天性副腎低形成症．〈http://www.nanbyou.or.jp/entry/3852〉
2. Lin L, et al. Analysis of DAX1(NR0B1) and steroidogenic factor-1(NR5A1) in children and adults with primary adrenal failure: ten years' experience. J Clin Endocrinol Metab 2006; 91: 3048-3054.
3. Matsumoto T, et al. Complex glycerol kinase deficiency: Molecular-genetic cytogenetic and clinical studies of five Japanese patients. Am J Med Genet 1988; 31: 603-616.
4. Achermenn JC, et al. Phenotypic spectrum of mutations in DAX-1 and SF-1. Mol Cell Endocrinol 2001; 185: 17-25.
5. 藤枝憲二．先天性副腎低形成．日本内科学会雑誌．第97巻，第4号，pp38-44，平成20年4月10日．

MIRAGE 症候群

　最近，慶応大学の長谷川奉延先生のグループが発表された MIRAGE 症候群は，新生児期に発症する副腎機能低下症を含む疾患概念である．

(1) 臨床症状の特徴
- 子宮内発育遅延のため，SGA で出生する．
- 46,XY の場合は小陰茎・尿道下裂・二分陰嚢などの外性器の異常（女性化）を認める．46,XX の場合は卵巣異形成を有するが，出生時の外性器は正常女性型である
- 副腎機能低下症を認める．
- その他：血小板減少・貧血などの血液の異常，慢性下痢などの症状を認めることもある．

(2) 診断時の検査所見
　ACTH 異常高値，コルチゾール低値．

(3) 原因遺伝子
　SAMD9 のヘテロ接合性変異を認める．

文献
1. 長谷川奉延ら．MIRAGE 症候群：副腎皮質機能低下症を含む多彩な症状で新生児期に発症する新規疾患概念確立と責任遺伝子同定．日新生児成育医会誌 2015; 27: 531.

14章

アルドステロン

1 新生児におけるアルドステロン抵抗性について

　アルドステロンは副腎皮質で産生される重要な電解質コルチコイドだが，グルココルチコイドや副腎アンドロゲンとは異なり，ACTH の支配下にはなく，レニン・アンギオテンシン・アルドステロン（RAA）系による調節を受け，主として全身の血圧や体液の調節に当たっている．ただし，これは，古典的な概念であり，近年は，RAA 系は腎の発生・糸球体腎炎などの病態の進展など様々な機能に関わっていることが注目されている．

　本項では，新生児のアルドステロン作用から考えてみる．新生児では，尿中 Na 排泄が多いことはよく知られている．このため，投与 Na 量が少ないと容易に低 Na 血症に陥ってしまうのである．では，なぜ新生児は Na を保持する力が弱いのだろうか？
　一方，新生児では，レニン・アルドステロンは高値をとることが知られている．にもかかわらず，尿中 Na 排泄量が多いということは，アルドステロン抵抗性があることを意味する．そして，その原因は，ミネラルコルチコイド受容体の少なさに起因するとの報告がある（Martinerie ら，2009）．

　胎児は，わざわざアルドステロンを多量に産生しておきながら，その受容体数が少ないためにアルドステロン作用に乏しいというのは何とも奇妙なことをするものである．その訳について，考えてみよう．

14章 アルドステロン

> **Column 41** RAA系の活性化と心血管系疾患
>
> 　DOHaDの概念において，HPA axisと疾患リスクの関わりについて語られることが多いが，レニン・アンギオテンシン・アルドステロン（RAA）系についても，種々の報告がみられる．Washburnは，子癇前症の母体から出生した早産児は思春期以降RAA系が亢進していると報告している．またBertagnolliは，早産児は出生後長期にわたって，RAA系が亢進しており，これが心血管系のリスクに関わっていると報告している．
>
> 　一方，周産期の様々な因子がアルドステロンの産生に影響しているとの意見もある．Kesselらは「出生前ベタメサゾンの投与を受けた母児はアルドステロンが低値となる」と報告している．コルチゾールはHPA axisで制御され，アルドステロンはRAA系で制御されているはずだが…そう単純に割り切れるものではないようだ!?

文献

1. Martinerie L, et al. Low renal mineralocorticoid receptor expression at birth contributes to partial aldosterone resistance in neonates. Endocrinology 2009; 150: 4414-4424.
2. Washburn LK, et al. The renin-angiotensin-aldosterone system in adolescent offspring born prematurely to mothers with preeclampsia. J Renin Angiotensin Aldosterone Syst 2015; 16(3): 529-538.
3. Bertagnolli M. Preterm Birth and Renin-Angiotensin-Aldosterone System: Evidence of Activation and Impact on Developmental Cardiovascular Disease Risks. Protein Pept Lett 2017; 24: 793-798.
4. Kessel JM, et al. Antenatal betamethasone depresses maternal and fetal aldosterone levels. Reprod Sci 2009; 16(1): 94-104.

胎児期のレニン・アンギオテンシン・アルドステロン（RAA）系の意義

　早産児・新生児期はアルドステロン抵抗性が強いと書いたが，そのために，胎児期にアルドステロン系が重要ではないと考えるのは大きな間違いである．RAA系の構成要素の1つであるアンギオテンシンⅡは腎臓・ネフロンの形成に深く関わっている（香美ら，2013）．

　このことは，アンギオテンシン変換酵素阻害薬（ACE inhibitor）やアンギオテンシンⅡ受容体拮抗薬（ARB）を内服した妊婦から出生した児が腎の形成不全を生じることを「ACEI/ARB fetopathy」と呼ぶことからも明らかである．

　また，動物実験では，RAA系の構成成分をノックアウトすることで，先天性腎尿路奇形（異形成・乳頭形成不全・尿細管形成不全）や機能不全を生じることが証明されており（Koboriら，2007），腎の形成におけるRAA系，とりわけアンギオテンシンⅡの重要性は疑いがない．

> **補足　アンギオテンシン変換酵素阻害薬（ACE阻害薬）とアンギオテンシンⅡ受容体拮抗薬（ARB）**
>
> 　レニン・アンギオテンシン系（RAS）は体液量の維持と，昇圧作用によって血液の循環を保つ調節機構である．腎臓の糸球体に流れ込む動脈壁にある傍糸球体装置は血圧の低下を感知してレニンを分泌する．レニン自体には昇圧作用はないが，血中のアンギオテンシノーゲンに作用し，アンギオテンシンⅠ（AⅠ）を遊離する．
>
> 　AⅠは血管内皮細胞膜にあるアンギオテンシン変換酵素（ACE）によりアンギオテンシンⅡ（AⅡ）に変換される．ここに産生されたAⅡはRASの重要な生体内因子で，AⅡが受容体に結合することにより，AⅡは強力な血管収縮作用を発揮して血圧を上昇させる．加えて，AⅡは副腎に作用してアルドステロンの生成・分泌を促進し，より強い昇圧作用を示す．
>
> 　一方，血液循環量の増加や血圧の上昇によって，レニンの分泌は抑制され，この系の働きは低下する．このRASに関係した薬剤に，アンギオテンシンⅡ受容体阻害薬（ARB），アンギオテンシン変換酵素阻害薬（ACE阻害薬）

があり,これらは,カルシウム拮抗薬とともに近年最も頻用される降圧薬である.しかし,前述のように,これらの薬剤はACEI/ARB fetopathyを引き起こすため,妊婦には禁忌となるので,注意が必要である.

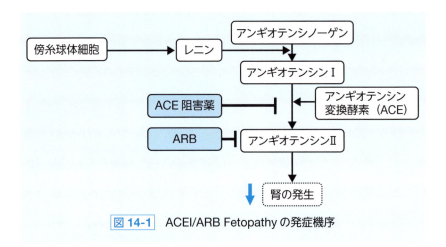

図14-1 ACEI/ARB Fetopathyの発症機序

以下は筆者の推測だが…

アンギオテンシンⅡは腎の発生に必須である.このため,腎の発生期にはアンギオテンシンⅡが高濃度に存在する必要がある.その結果,アルドステロンが多量に産生されてしまう.しかし,胎児期には,胎児の電解質は胎盤によって調節されるため,腎尿細管でNaを再吸収する必要性は少ない.また,血圧の上昇は未熟な心筋にとっては有害となる.このため,多量のアンギオテンシンⅡを産生しながらも,アルドステロン抵抗性を持つことは胎児には必須のバランス感覚なのだろう.

文献

1. 香美祥二. 腎臓レニン・アンジオテンシン系 (RAS):生命の環を支え,脅かすもの. 日児腎誌 2013; 26: 227-231.
2. Kobori H, et al. The intrarenal renin-angiotensin-system: from physiology to the pathobiology of hypertension and kidney disease. Pharmacol Rev 2007; 59: 251-287.

進化の過程におけるアルドステロンの重要性

　進化論の考えに沿うと，ヒトは魚から両生類になり，その後，陸に上がって，二足歩行になり，現在に至った．このため，かつては0.9％の塩分の中で暮らしてきたのだが，現在は，塩分のない空気中で生活しなければならなくなったのである．

　二足歩行すなわち立位で，全身の血流を保つためには，血圧を維持しなくてはならない．血圧を維持するためには，有効循環血液量（体液量）を確保することが必要だが，体液量を規定する最も重要な物質は塩分（Na）である．このため，陸に上がったヒトにとって，生存のために最も重要な物質の1つがNaだったのである．

　生命の誕生は，進化の過程を辿っているという考えがある．魚・両生類のように水の中で生命を育み，出生とともに陸に上がる．そして，出生した瞬間，それまでNaを保持する必要がなかった魚あるいは両生類から，一気にNaを保持しないと生存できない哺乳類に変化するのである．

　すなわち，出生前はさほど必要なかったアルドステロンが，出生とともに必須のホルモンとなるのだ．胎児は，出生前にはアルドステロンを産生する能力を高めながら，アルドステロン抵抗性を有することで，必要以上のアルドステロン作用を避けておき，出生とともに，アルドステロン抵抗性を減じていく…といった作戦をとったのかもしれない．

15章 グルココルチコイド受容体

1 グルココルチコイド受容体の遺伝子多型

　グルココルチコイド（GC）の主要な生理機能はグルココルチコイド受容体（glucocorticoid receptor；GR）を介して誘導される．グルココルチコイド作用に影響を与える因子として『GRの多型』が知られており，近年の研究で，GR多型がGCの感受性や種々の病態と関連することが報告されている．GRの多型は数多く報告されているが，その中で特に重要とされるのが以下の5つである．

(1) ER22/23EK
　GC感受性低下と関連する．

(2) Bcl I
　GC感受性を増加させ，肥満・高血圧と関連する．

(3) N363S
　塩基番号1220のAからGへの変異は363番目のアスパラギンをセリンに置換させる；外因性グルココルチコイドに対する感受性が高く，腰椎骨密度も低い傾向があったとの報告がある．また肥満や高血圧症，心血管疾患に関連すると報告されている．

(4) TthIII I
　血中コルチゾール基礎値との関連が示唆されており，また関節リウマチとの関連が報告されている．

(5) 9β
　この変異はコルチゾール感受性や肥満，高血圧，そして喘息などの免疫系の疾患と関連する，と報告されている．

すなわち，ER22/23EK・9βがグルココルチコイド抵抗性をもたらす多型であり，BclⅠ・N363S がグルココルチコイド感受性の上昇をもたらす多型，TthⅢⅠはコルチゾール分泌能と関連する多型と考えられている．

このように，GR の多型がグルココルチコイドの感受性・抵抗性と密接に関わっていることから，早産児のステロイド依存性合併症（早産児晩期循環不全症・慢性肺疾患など）との関連に興味がそそられるが，これまで GR の多型と早産児の病態に関する報告はない．

文献

1. van Winsen LM, et al. A glucocorticoid receptor gene haplotype (TthIII1/ER22/23EK/9beta) is associated with a more aggressive disease course in multiple sclerosis. J Clin Endocrinol Metab 2009; 94: 2110-2114.
2. Voorhoeve PG, et al. Glucocorticoid receptor gene variant is associated with increased body fatness in youngsters. Clin Endocrinol (Oxf) 2009; 71: 518-523.

2 グルココルチコイド受容体α・β

GR遺伝子には9個のエキソンが存在し，3'末端側のエキソンの選択的スプライシングにより2種類のmRNAが産生される．それらが翻訳されて産生されるのがGRαとGRβの2種類の受容体である．

GRαは肝臓や腎臓，骨格筋，脳など全身の組織に広く分布し，グルココルチコイドと結合すると，多彩なグルココルチコイド作用を発現する．

一方，GRβはC末側のリガンド結合部位の一部が欠損しており，リガンド結合能（＝グルココルチコイド結合能）を持たない．このため，GRβはグルココルチコイド作用を発現させることはできず，ドミナントネガティブに働く．

GRα/GRβ比が早産児の出生体重と関係していたという報告もあり（Goら，2013），GRα/GRβ比が胎児発育などに及ぼす影響も，興味の持たれる分野だが，未だ，その意義は不明である．

文献

1. Go H, et al. Glucocorticoid receptor expression in whole blood with preterm infants. J Pediatr Endocrinol Metab 2013; 26: 77-84.
2. Bamberger CM, et al. Glucocorticoid receptor beta, a potential endogenous inhibitor of glucocorticoid action in humans. J Clin Invest 1995; 95(6): 2435-2441.
3. Lewis-Tuffin LJ, et al. The physiology of human glucocorticoid receptor beta (hGRbeta) and glucocorticoid resistance. Ann N Y Acad Sci 2006; 1069: 1-9.

16章

副腎髄質

　これまで副腎皮質について話をしてきたが，最後に少しだけ副腎髄質について触れることとする．

1. 副腎髄質ホルモンとは？

　副腎髄質から分泌されるホルモンは，主として，アドレナリン（エピネフリン）とノルアドレナリン（ノルエピネフリン）であり，これに加えて少量のドーパミンが産生される．これらのホルモンはすべてチロシンというアミノ酸を共通の原材料として，ドーパミン，ノルアドレナリン，アドレナリンの順で生成される．

　これらは全て，アミノ基とカテコール基をもつことからカテコールアミンとも呼ばれる．構造的には，アドレナリンの端の部分にあるメチル基が1つ取れたものが，ノルアドレナリンである．

2. 副腎髄質ホルモンの分泌の調節機構

　視床下部と，延髄にある交感神経中枢の2つが，副腎髄質ホルモンの分泌を支配している．加えて，精神的なストレス・激しい運動・寒冷刺激などが副腎髄質におけるホルモン分泌を促進する．ドーパミンとノルアドレナリンは交感神経内部で合成されるが，アドレナリンは副腎髄質で合成される．視床下部からの指令を受けて，交感神経内でドーパミンを経て合成されたノルアドレナリンが副腎髄質に到達し，そこでアドレナリンが合成されるのである．なお，ノルアドレナリンからアドレナリンへの変換に必要な酵素は副腎髄質にしか存在しないため，アドレナリンは副腎以外では合成されない．

3. 副腎髄質ホルモンの作用

アドレナリンの主たる作用は，脂肪分解，血糖上昇などの代謝の調節だが，心拍や血圧を上昇させる働きもある．一方，ノルアドレナリンの主作用は，末梢血管を収縮させることによる昇圧作用である．また，交感神経の刺激症状に似た効果が，アドレナリンとノルアドレナリンの両方の作用で示される．

このように，アドレナリンとノルアドレナリンの作用には共通点も多いが，最大の相違点は，アドレナリンは体内を巡って各臓器に興奮系のシグナルを送るのが主な作用であるのに対して，ノルアドレナリンは神経伝達物質として働くという点にある．

> **Column 42　アドレナリンか？エピネフリンか？**
>
> アドレナリンという名称は，1900年，高峰譲吉博士が牛の副腎から結晶化した物質を命名したものである．しかし，これはまだ純粋な物質ではなかったため，その後，副腎抽出液を精製し，純物質を得る競争が繰り広げられた．日本では，高峰の弟子の上中啓三博士が，アドレナリンを精製し，純物質を得た．
>
> 一方，エピネフリンは米国のジョン・エイベルが生成し名づけた物質で，こちらの名称が現在米国を中心に用いられている．しかし，エイベルが精製した物質はアドレナリンとは別の物質であり，本来「アドレナリン」と呼ぶのが正しいのである．

17章 早産児に対するステロイド療法（実践編）

　エビデンスに基づく医療…からは，程遠くて申し訳ないが，本書に書いてきた内容・理論に基づいて，私が提案する早産児医療に対するステロイド療法の実際をまとめてみる．異論はあると思うが，ご意見いただければ幸いである．

1. antenatal glucocorticoid (AG)

　早産児に対しては，日本産婦人科学会のガイドラインに従って，AGを行うことを原則とする．突然の破水・陣痛発来などでAGが実施されずに出生した場合，生後早期に児の血圧が低いなどの症状がある場合は，ためらわず，早期にHDC 1 mg/kg/回を投与する．

> **Point 1**
> 　AGによるHPA axisや精神運動発達に対する影響は懸念されるが，現時点では，早産児の早期合併症に対する効果が，そのリスクを上回ると考えている．

2. 早期新生児期のカテコラミン不応性低血圧・晩期循環不全など昇圧を期待する場合

　HDC投与を原則とする．
①初回投与は1 mg/kg/回（iv）を基本とし，重症例では2 mg/kg/回，さほど重篤でなく，予防的な意味合いがある場合には0.5 mg/kg/回（iv）で開始することもある．
　HDCが有効な場合，投与後6時間以内には血圧の上昇がみられる．

② 2回目の投与は，初回投与の 6～12 時間後とする．
初回の HDC が有効である場合，2 回目の投与量は，0.5～1.0 mg/kg/回とする．
③ 可能な限り，10～14 日以内の中止を目指す．10～14 日以内に中止できる場合は，Tapering に時間をかけず，スパッと中止する．
④ 2 週間以上の長期投与を要する場合には，慎重に減量を進めていく．
0.5 mg/kg/日まで減量して，2～3 日安定していることが確認できたら，中止可能と考える．
⑤ HDC を経静脈投与から経口投与に切り替える場合，同程度のステロイド作用の継続を期待する場合は 30％増量する．一方，切り替え時に減漸減する場合は，同量の経口薬（コートリル®）に変更する．

> **Point 2**
> 昇圧を目的とする場合，アルドステロン作用は好ましい作用であるため，あくまで HDC が第一選択薬であり，DEX は適応とはならない．

3. 慢性肺疾患の急性増悪など，呼吸状態の悪化に対するレスキュー治療あるいは人工呼吸器からの離脱を目指す場合

HDC 投与を原則とする．

通常，1 mg/kg/回（iv）× 2～3 回/日からの開始を基本とし，これで不十分な場合は，DEX への変更を考慮する．

- 生後 1 週間以内（＝早期新生児期）は，DEX の投与はなるべく控える．
- 生後 7 日以降は，DEX 投与をためらわない．

DEX を投与する場合，0.2～0.25 mg/kg/日からの開始とし，2～3 日ごとに減量する．

> **Point 3**
> - ステロイド療法を開始した場合，効果が十分出るまでしっかり投与する．中途半端に，早い時期に減量すると，結局，総投与期間・総投与量が増えてしまう結果になるリスクが高いと考えている．
> - DEX を投与する場合，あるいは DEX 投与を要するリスクが高い症例（子宮内感染など）に対しては，フェノバルビタールは投与しない．鎮静・抗痙攣が必要な場合も，他剤でのコントロールを試みる．

> **Point 4** ステロイド療法を行う上で，最も重要なエビデンス（1）
>
> ステロイド療法が発達予後に悪影響を及ぼすという懸念はあるが…
> - 出生後1週間以内の DEX 投与は発達予後に悪影響を及ぼすリスクがある．
> - 出生後1週間を超えて使用する DEX が発達予後に悪影響を及ぼすとする強いエビデンスはない．
> - HDC に関しては，発達予後に悪影響を及ぼすとする強いエビデンスは存在しない．
>
> 一方，重症慢性肺疾患・晩期循環不全が発達予後を悪化させるという事実は疑いがない．

> **Point 5** ステロイド療法を行う上で，最も重要なエビデンス（2）
>
> たとえ少量の投与であっても，ステロイド投与は，消化管穿孔・高血糖・高血圧・副腎抑制などの合併症を招くリスクが高い．このため，なるべく，少量・短期間を心掛ける必要がある．

索引

欧文，その他

11βHSD2 ·················· 19, 83
11β水酸化酵素欠損症 ············· 152
11βヒドロキシステロイドデヒドロ
　ゲナーゼ2 ·················· 83
17α水酸化酵素欠損症 ············· 152
17βHSD欠損症 ················ 155
17βヒドロキシステロイド脱水素酵素
　欠損症 ···················· 155
21水酸化酵素欠損症 ·············· 151
21ヒドロキシラーゼ欠損症 ········ 22
3βHSD ····················· 19
3βHSD2 ···················· 26
3βHSD2欠損症 ················ 153
3βヒドロキシステロイド脱水素酵素
　欠損症 ···················· 153
5α/5βリダクターゼ ············· 84
6βヒドロキシラーゼ ·········· 82, 84

A

ACEI/ARB fetopathy ············ 163
ACTH ················· 26, 41, 95
ACTH不応症 ················· 159
ACTH負荷試験 ················· 96
antenatal glucocorticoid; AG ····· 171

B

Barker仮説 ··················· 137

C

CAH ························ 150
CAHに対する胎児治療 ············ 24

CLD ························ 116
CRH負荷試験 ·················· 96
CRIES ······················ 127
CYP ························ 82
CYP11B1異常症 ··············· 152
CYP11B2異常症 ··············· 155
CYP17異常症 ················· 152
CYP21A2異常症 ··············· 151
CYP3A ······················ 82

D

DAX-1 ····················· 40
*DAX-1*異常症 ················ 158
DHEA ······················ 21
DHEAS ····················· 21
DOHaD ···················· 137

F

FGR ······················· 140

G

GABA受容体 ·················· 37

H

hCG ························· 8
HDC生理的補充量 ··············· 72
HPA axis; hypothalamic-pituitary-
　adrenal axis ·············· 4, 87
HPA axisの評価方法 ············· 95
hPL ························· 8

索 引

I

IgA ································· 125
IMAGE 症候群 ················· 158

M

MIRAGE 症候群 ··············· 160
MR:GR バランス仮説 ········· 16

N

NFCS ······························ 127
NIPS ································ 127

P

p450scc 異常症 ················ 154

PIPP ································ 126
POR 欠損症 ······················ 154
PTSD; Post Traumatic Stress Disorder
 ·· 15

R

RAA 系 ························ 6, 162

S

Sept-Optic Dysplasia ········ 148
SF-1 ································· 40
SF-1 異常症 ···················· 158
StAR 異常症 ···················· 154

和　文

あ

アドレナリン ····················· 170
アブシシン酸 ····················· 44
アミラーゼ ························ 125
アルドステロン ·················· 161
アルドステロン合成酵素欠損症 ··· 155
アルドステロン抵抗性 ········ 161
アロプレグナノロン ············· 35

い

易感染性 ··························· 55
痛み ································· 123
遺伝子多型 ······················· 166

インスリン低血糖試験 ········ 96

え

エピネフリン ····················· 170

か

下垂体 ······························ 4
下垂体機能低下症 ············ 146
カテコラミン不応性低血圧 ··· 171

き

吸入ステロイド ·················· 92

く

グルココルチコイド作用 67
グルココルチコイド受容体 12
グルココルチコイド受容体α 168
グルココルチコイド受容体β 168
グルココルチコイドの昇圧作用 89
クロモグラニンA 125

け

経口ステロイド剤 79
血管透過性 57
血中コルチゾール濃度 133
原始生殖細胞 42

こ

交感神経系 9
骨粗鬆症 59
コルチゾール 95
コルチゾール・サージ 47
コルチゾール代謝 85
コルチゾールの作用 10
コレステロール側鎖切断酵素欠損症
    154

さ

細胞内 Cl⁻濃度 37

し

子宮内発育遅延 140
視床下部 4
出生前ステロイド 49
消化管穿孔 60
処置のストレス 129
ショック 77
新生児の薬物動態の特徴 86

す

ステロイド・プライミング仮説 ... 105
ステロイド核 3
ステロイド投与量 75
ステロイドの記憶促進作用 13
ステロイドの記憶忘却作用 14
ステロイドの構造と活性の関係 ... 69
ステロイドのストレス処理作用 ... 11
ステロイドの代謝 80
ステロイド療法 171
ストレス応答 53
ストレスホルモン 9

せ

生殖内分泌 42
性分化 43
先天性副腎過形成症 22, 150
先天性副腎低形成症 158
先天性リポイド副腎過形成症 153

そ

早産児骨減少症 59
早産児のコルチゾール産生能 28
早産児の相対的副腎不全の診断基準
    121
早産児晩期循環不全症 111
相対的副腎不全 107
相対的副腎不全の診断 119

た

胎児期〜新生児期の副腎皮質ホルモン
    の推移 31
胎児期の HPA axis 25
胎児期の副腎皮質ホルモン産生 ... 18
胎児発育遅延 140
胎児副腎 38
胎盤性 CRH 6

索　引

胎盤のステロイド代謝 ……………… 7
唾液コルチゾール ………………… 123

ち

チトクローム酵素 P450 …………… 82
中隔視神経形成異常症 …………… 148
中枢性肥満 ………………………… 58

て

低血糖 ……………………………… 56
デキサメタゾン …………… 17, 64, 70

と

動脈管 ……………………………… 48

な

内臓肥満 …………………………… 58

に

日内リズム ………………………… 98
ニューロステロイド ……………… 35

の

脳性麻痺 …………………………… 62

は

ハイドロコーチゾン ……………… 70
晩期循環不全 ……………… 111, 171

ひ

ヒト絨毛性ゴナドトロピン ………… 8
ヒト胎盤性ラクトゲン ……………… 8

ふ

フェノバルビタール ……………… 80
副腎髄質 ………………………… 169
副腎皮質系 ………………………… 4

へ

ベタメサゾン ……………………… 50
ベンゾジアゼピン系 ……………… 37

ほ

母体ストレス …………………… 101

ま

マス・スクリーニング …………… 30
慢性肺疾患 ……………… 116, 172

み

ミダゾラム ………………………… 37
ミネラルコルチコイド作用 ……… 67
ミネラルコルチコイド受容体 …… 11

め

免疫抑制 …………………………… 56

れ

レニン・アンギオテンシン・アルドステロン系 ………………… 6, 162

178

周産期・新生児　ステロイドを使いこなそう！

2018 年 4 月 10 日　第 1 版第 1 刷 ©

著　者　河井昌彦　KAWAI, Masahiko
発行者　宇山閑文
発行所　株式会社金芳堂
　　　　〒 606-8425　京都市左京区鹿ヶ谷西寺ノ前町 34 番地
　　　　振替　01030-1-15605
　　　　電話　075-751-1111（代）
　　　　http://www.kinpodo-pub.co.jp/
組　版　堀　美紀
印　刷　亜細亜印刷株式会社
製　本　有限会社清水製本所

落丁・乱丁本は直接小社へお送りください．お取替え致します．

Printed in Japan
ISBN978-4-7653-1750-4

JCOPY ＜（社）出版者著作権管理機構　委託出版物＞

本書の無断複写は著作権法上での例外を除き禁じられています．複写される場合は，そのつど事前に，（社）出版者著作権管理機構（電話 03-3513-6969，FAX 03-3513-6979，e-mail：info@jcopy.or.jp）の許諾を得てください．

●本書のコピー，スキャン，デジタル化等の無断複製は著作権法上での例外を除き禁じられています．本書を代行業者等の第三者に依頼してスキャンやデジタル化することは，たとえ個人や家庭内の利用でも著作権法違反です．